Testen Sie Ihre Gesundheit

Bruno Vonarburg

Testen Sie Ihre GESUNDHEIT

Krankheiten frühzeitig
erkennen und naturheilkundlich
behandeln

MIDENA

Die Deutsche Bibliothek - CIP-Einheitsaufnahme

Vonarburg, Bruno:
Testen Sie Ihre Gesundheit : Krankheiten frühzeitig erkennen
und naturheilkundlich behandeln / Bruno Vonarburg.-
Küttigen/Aarau : Midena, 1993
ISBN 3-310-00140-7

Alleinvertrieb für Deutschland:
WELTBILD VERLAG GmbH
Steinerne Furt 68-70, W-8900 Augsburg

Gestaltung Umschlag und Inhalt, Illustrationen:
Dora Hirter, Aarau
Fotolithos: Steiner AG, Basel
Satz: AGI AG, Stüsslingen
Herstellung: Druckerei Uhl, Radolfzell
Verantwortliche Verleger: Alfred und Leonie Haefeli

ISBN 3-310-00140-7

Vorwort

Das kostbarste menschliche Gut ist die Gesundheit. Dies vergessen wir leider allzu oft und gehen mit ihr wenig sorgsam um. Könnten wir die Gesundheit mit den Händen tasten und greifen oder mit den Ohren klingen hören, würden wir sie bestimmt mehr hegen und pflegen.

Die Pflege der Gesundheit soll nicht erst dann beginnen, wenn unsere Organe streiken und wir krank darniederliegen. Besser ist die natürliche Vorsorge. Sie hat nichts mit zermürbenden Zwängen, Vorschriften und Regeln zu tun. Die Pflege der Gesundheit und unseres Wohlbefindens ist ganz einfach. Sie beginnt mit der Lebensfreude. Wer sich von Herzen freuen kann, anderen Freude bereiten kann, über eine positive Lebenseinstellung verfügt und natürlichen Humor besitzt, der hat ein gutes gesundheitliches Fundament. Dazu gehören die gesunde Ernährung, ausreichend Bewegung und der maßvolle Konsum von Genußmitteln jeder Art. Wenn wir diese wenigen Punkte ernst nehmen, können wir die glücklichsten und gesündesten Menschen sein.

Die Gesundheit stärken und pflegen heißt auch, auf die Bedürfnisse des Körpers zu hören. Das vorliegende Testbuch möchte Ihnen helfen, die Körpersprache (Signale) zu verstehen, Risiken sowie Gefahren richtig einzuschätzen und entsprechend zu handeln.

Freuen wir uns über unsere Gesundheit. Und vergessen wir ob allem nicht, daß wir Teil eines Ganzen sind und daß nicht alles von menschlicher Hand gelenkt werden kann.

Bruno Vonarburg

Zum Gebrauch des Buches

Eine positive Lebenseinstellung ist der beste Garant für eine robuste Gesundheit. Bevor Sie die Gesundheit Ihrer Organe und Körperfunktionen überprüfen, empfehle ich Ihnen, das Kapitel "Natürlich leben - gesund leben" zu lesen und den dazugehörigen Test zu machen. Er gibt Ihnen Aufschluß, wo die Ansatzpunkte für ein positives Leben und für eine gute Gesundheit liegen. Die Praxis lehrt uns, daß bei einer Umstellung der Lebensgewohnheiten die Beschwerden allmählich nachlassen und auf einmal ganz verschwinden. Weitere Maßnahmen erübrigen sich.

Sollte sich trotz positiver Lebenseinstellung keine Besserung einstellen, empfiehlt es sich, bei dem Organ oder der Körperfunktion nachzulesen und anschließend den Test zu machen, wo man die Beschwerden vermutet. Bei entsprechender Umstellung der Lebensgewohnheiten und mit Hilfe der empfohlenen natürlichen Arzneien und Hausmittel sollte die Gesundheit wieder herzustellen sein.

Bei der Behandlung spezifischer gesundheitlicher Störungen hilft Ihnen auch das Buch 3mal täglich 20 Tropfen weiter. Es befaßt sich mit 70 häufigen Krankheiten und gibt Ratschläge für die natürliche Behandlung.

Bei Unklarheiten oder Unsicherheiten rate ich Ihnen, einen Arzt/Heilpraktiker zu konsultieren.

Beginnen Sie nun mit der Überprüfung Ihres Gesundheitszustandes!

Die Kapitelreihenfolge

Ein ausführliches Inhaltsverzeichnis finden Sie am Schluß des Buches.

Natürlich leben – gesund leben!

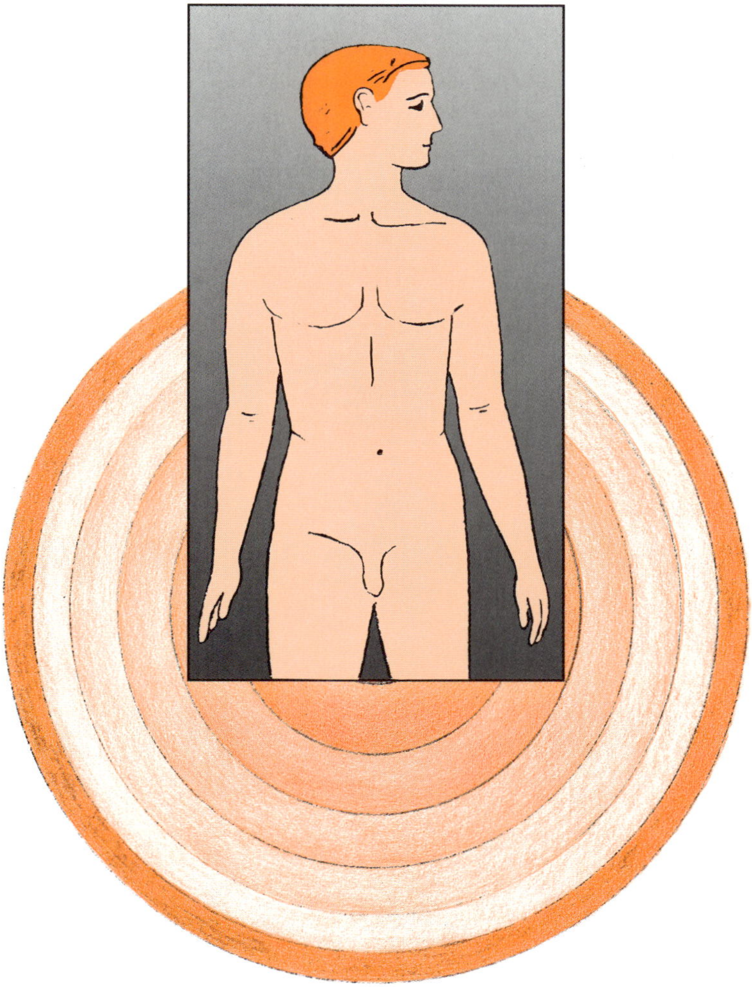

Gesundheit ist des Menschen kostbarstes Gut.
Gesundheit läßt sich nicht kaufen,
aber bei vernünftiger Lebensweise bleibt sie uns
erhalten und wird gestärkt:
seelisches Gleichgewicht, richtige Ernährung,
ausreichend Bewegung, wenig Genußmittel.

Leben Sie gesund?

Gesundheit, ewige Jugend, ein langes Leben und ein gut gefüllter Geldbeutel stehen im Schatzkästchen des menschlichen Wunschdenkens an vorderster Stelle. Einsame Spitze ist das Wohlergehen, die Gesundheit. Wir wünschen uns diesen beschwerdefreien, erstrebenswerten Zustand bei vielen Gelegenheiten: wenn wir in fröhlicher Runde das Glas heben, oder wenn sich unser Gesicht bei Niesanfällen verzieht. Gesundheit hier - Gesundheit dort kommt in unseren verbalen Äußerungen häufig zum Ausdruck.

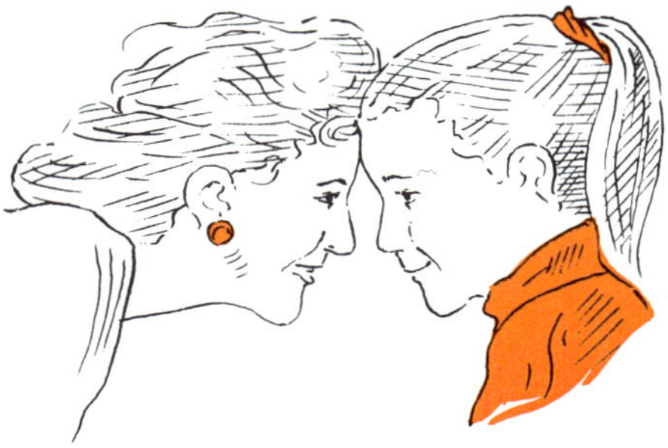

Doch, auch wenn wir noch so oft in Gedanken die "Gesundheit" vor Augen haben, die Wirklichkeit sieht leider anders aus. Wir brauchen Bekannten und Verwandten nur die Frage zu stellen: "Wie geht es?" Erschütternde Berichte prasseln auf uns nieder. Der gesunde, glückliche Mensch ist in unserem Zeitalter, wo alles im Überfluß vorhanden ist und die medizinische Versorgung immer besser wird, eine Rarität geworden. Uns zivilisierten Menschen, die wir von so manchem körperlichen Mühsal verschont bleiben und die wir mit Umengen von Pülverchen, Tabletten, Elixieren, Heilgetränken und medizinisch-technischen Apparaten umsorgt werden, lauern mannigfache Gefahren, die unsere Gesundheit kaputtmachen. Nur wenigen unter uns gelingt es, sich den krankmachenden Einflüssen zu entziehen.

Die Lebenserwartung steigt in unseren Breitengraden noch immer. Wir dürfen uns aber vom Durchschnittsalter von 70 Jahren nicht blenden lassen. Die "zusätzlichen" Jahre sind vielfach von gesundheitlichen Störungen überschattet, welche das Alter zur Qual machen. Glücklich, zufrieden und bei guter körperlicher Gesundheit seinen Lebensabend zu verbringen, ist eine große Seltenheit geworden. Spezialisten, Mediziner und Experten versprechen uns bei der Einhaltung der entsprechenden Gebote und Verbote ein gesundes, langes Leben. Und wir lassen uns von diesen wissenschaftlich untermauerten Ratschlägen allzu häufig beeinflussen: wir rauchen nicht mehr, verzichten auf Alkohol, mühen uns auf dem Hometrainer ab, specken ab, schlucken Vitamine, stellen die Ernährung um etc. etc. Die freiwillig auferlegten Vorschriften und Regeln sind so zahlreich, daß sie sich kaum in die Praxis umsetzen lassen, weshalb die angestrebte Gesundheit auf sehr wackeligen Beinen stehen bleibt. Wie sagt doch ein Sprichwort: "Nach der Gesundheit leben ist ein elend Leben".

Nichts gegen die vielen gut gemeinten medizinischen Ratschläge: was ihnen oftmals fehlt, ist die Lebensfreude. Viele Menschen verspüren das Bedürfnis, etwas für die Gesundheit zu tun. Wenn aber das angestrebte Ziel keinen Spaß macht, wird man rasch wieder "rückfällig". Die heutige Gesundheitserziehung birgt die Gefahr, daß wir Gefangene theoretischer Richtlinien werden. Mit dem erworbenen Fachwissen vermiesen wir uns den Alltag. Unsere Bemühungen, gesundheitlichen Gefahren aus dem Weg zu geben, berauben uns der Lebensfreude. Ohne Lust und Vergnügen trocknet das Leben buchstäblich aus. Frustrationen sind ein Angriff auf Gesundheit und Wohlergehen.

Gesund und munter dank kleinen Freuden

Eine Gesundheit, die auch äußerlich strahlt, läßt sich mit Frohmut, Wonne, Begeisterung und natürlicher Vernunft aufbauen. Wir brauchen also die Gesundheit und das Wohlergehen weder zu kaufen noch zu erzwingen. Mit der Lebensfreude können wir unsere Gesundheit fördern, ja sogar das Leben und die Welt verändern. Die Pflege der Gesundheit kann ein Vergnügen sein. Unternehmen wir alles, um den Alltag mit Freuden zu verschönern. Dies ist die beste Medizin. Mit erlebter Freude lassen sich gesundheitsschädigende Handlungen wie Rauchen, Trinken, Essen und Bewegungsmangel viel leichter abgewöhnen, weil die Anstrengungen von positiven Kräften unterstützt werden. Unser Wohlbefinden wird sich verbessern. Ratschläge können aufgenommen und problemlos umgesetzt werden. Und die Gesundheit beginnt von innen zu strahlen. Wer sein Wohlbefinden auf diese Art aufbauen und stärken kann, wird mit Freuden feststellen, wie wenig es zu einem gesunden Leben braucht: ein freundliches Lächeln, ein positiver Gedanke, eine humorvolle Bemerkung, ein paar Sonnenstrahlen, ein paar Takte Musik, eine gute Tat, ein Spaziergang in der freien Natur, ein fröhliches Zusammensein mit Freunden, ein guter Tropfen (warum auch nicht!), ein Augenbad in der Kunstgalerie in den eigenen vier Wänden etc. Diese kleinen, wohl dosierten Freuden über den Tag verteilt sind manchmal viel wichtiger als Vitamincocktails, prophylaktische Arzneien, Leistungssport und Zwangsmaßnahmen.

In der Gesundheitserziehung fragen wir uns viel zu oft, was uns krank macht und viel zu wenig, was uns gesund erhält. Würden wir uns mehr auf die zweite Frage konzentrieren, ginge es uns viel besser. Doch, wir reparieren lieber, anstatt zu erhalten. Nicht die Präventivmedizin, sondern eine vergnügliche Verhaltensmedizin ist für die Volksgesundheit wichtig. Jeder einzelne muß seine Gesundheit freudvoll, mit natürlichen Mitteln und entsprechender Vernunft fördern. Wir brauchen diesen täglichen "Stoß", damit das Herz und der Kreislauf in Schwung kommen, daß wir uns entspannen können und damit das Leben mehr als eine Pflicht ist.

Ist es nicht so, daß wir oft mangels kleinen Freuden eine Zigarette oder Zigarre anzünden, zum Glas oder zur Schokolade greifen, Beruhigungspillen schlucken oder der Inaktivität verfallen? Mit diesem verkrampften Haschen nach lustvollem Vergnügen geht uns die natürliche Lebensfreude verloren und kann sogar zum Gesundheitsräuber werden.

Sich täglich freuen, heißt nicht, jeder Seifenblase nachrennen, dauernd turbulente Feste feiern. Da wir in einem Schlaraffenland leben, ist es schwierig, mit den Lebensfreuden richtig umzugehen. Ohne Vernunft und Maß wird ein Feinschmecker zum Vielfraß, ein gemütlicher Mensch zum Polterer.

Leider erlauben wir uns die "sonnigen" Momente nur zu gewissen Zeiten, d.h. an Sonn- und Feiertagen. Wir haben ein schlechtes Gewissen, wenn sie sich während der Arbeit einstellen. Es scheint uns fast unnatürlich, für 2 oder 3 Minuten zurückzulehnen, ein paar Takte Musik zu hören, ein schönes Gedicht zu lesen, im Kollegenkreis eine fröhliche Geschichte zu erzählen, einem heiteren Gedanken nachzuspinnen. Auch die Vorgesetzten sollten wissen, daß solche Momente die Arbeitsfreude und das Wohlbefinden der Mitarbeiter fördern.

Die von innen heraus strahlende Gesundheit ist eng mit dem vernünftigen Umgang mit den Lebensfreuden verbunden. Es gibt deren viele, wir müssen sie nur in die Tat umsetzen: Spiele in der freien Natur (machen Sie wieder einmal eine Schnitzeljagd im Familien- oder Bekanntenkreis), mit Kindern herumtollen, im Freien eine gute Suppe kochen, den Sonnenuntergang auf einer einsamen Höhe betrachten etc. Freuen kann man sich überall, in einer stillen Minute, in einer einsamen Bergkapelle, beim Anlegen eines Herbariums, beim Verfassen von Gedichten.....

Der richtige Umgang mit den Genüssen

Wir Menschen des 20. Jahrhundert haben einen großen Wohlstand erreicht. Jeder unter uns müßte eigentlich glücklich, zufrieden und gesund leben können. Doch trotz Wohlstand ist unser irdisches Dasein in einen Nebelschleier gehüllt. Der Überfluß macht uns krank. Das gesunde Maß für die Genußmittel haben wir verloren. Zehntausende von Menschen sterben jährlich an den Folgen des Wohlstandes, davon 44% an Herz- und Kreislaufkrankheiten, 15% an den direkten Folgen des Rauchens, 5% an Alkoholismus. Die WHO gibt an, daß in den Industrieländern 70 bis 80% an Bluthochdruck, Herzinfarkt, Schlaganfall und Lungenkrebs sterben.

Viel Leid, Kummer und Schmerzen könnten vermieden werden, wenn wir vernünftiger leben würden. Die falsche Ernährung (zu fettig, zu salzig, zu süß), das Rauchen und der Alkohol, Bewegungsmangel und unbewältigte psychische Probleme machen uns das Leben zur Qual.

Die Kosten für die medizinische Versorgung der Zivilisationsgeschädigten geht ins Uferlose. Es gibt unter den "Süchtigen" immer mehr Menschen, die medizinisch versorgt, operiert und gepflegt werden müssen. Das Gesundheitswesen verschlingt fast 10% des Volkseinkommens.

Es soll niemand auf ein Stück Schokolade, ein Stück Torte, eine Zigarre, ein Glas Wein oder Bier, ein gutes Essen verzichten müssen. Wenn wir damit vernünftig umgehen und uns dabei richtig freuen können, werden wir keinen gesundheitlichen Schaden erleiden. Ist es nicht so, daß häufig die natürlichen Bremsen versagen, weil Freudlosigkeit den Alltag dominiert? Um diesen Auswüchsen zu begegnen, müssen Freude und Vergnügen wieder mehr Raum bekommen. Wenn uns dies gelingt, dringt das Erlebnis der feinen Genüsse tief in unser Bewusstsein ein und verlangt nicht immer nach neuem Lustgewinn.

Im Wort Sucht steckt der Begriff "suchen". Bei einer Sucht ist man ununterbrochen auf der Suche: Rauchen, Trinken, Essen Drogen etc. Es ist dies eine Kompensation für Wärme, Geborgenheit, Nähe und echte Lebensfreude. Eine Sucht kann man nur überwinden, wenn die Seele in ihren Bedürfnissen genährt und gestillt wird. Wir brauchen in der Medizin weniger Gift, weniger Apparate, weniger chirurgische Eingriffe, dafür um so mehr Ambulatorien, wo die echte Lebensfreude tief erlebt werden kann. Dies wäre ein echter Beitrag zur Kostensenkung im Gesundheitswesen. Viele Therapeuten könnten wirkungsvoller und mit mehr Befriedigung arbeiten.

Alkohol - Feind der Gesundheit?

Wie sagt doch der Volksmund: "Der erste Schluck ist der beste!" Wenn ein freudvoller Mensch den Wein richtig geniessen kann, bleibt es bei 1 bis 2 Gläsern pro Tag. In dieser Menge ist der vergorene Saft eine Art natürliche Medizin. Er erweitert die Gefässe, stärkt das Herz, beruhigt und bereitet den Schlaf vor. Der Wein scheint im Vergleich zu Bier insofern gesünder zu sein, als er bewußter getrunken wird. Beim flaschenweisen Konsum verliert der vergorene Saft sein Bouquet und wird zum berauschenden Betäubungsmittel. Alkoholikern kann nur geholfen werden, wenn man die Seele nicht mit Bier, Wein oder Schnaps tröstet, sondern mit echten Freuden.

Über den "blauen Dunst"

Wer nach dem Sonntagsessen einen Stumpen oder eine Zigarre anzündet oder eine Pfeife pafft, dem wird dieses Ritual kaum zu Schaden gereichen. Wenn der Glimmstengel aber zum treuen Begleiter wird, dann ist über kurz oder lang mit gesundheitlichen Störungen zu rechnen. Man wird kaum Erfolg haben, wenn man einem Kettenraucher den Mahnfinger zeigt und ihm das Rauchen verbietet. Einesteils kommt es durch die Entwöhnung zur Beeinträchtigung des Wohlbefindens, andernteils ist unter Zwang ein Rückfall wahrscheinlich. Raucher brauchen wie alle Süchtigen beim Entzug vermehrt Zuneigung, Wärme und Geborgenheit, damit die gestärkte Psyche den Entzugsprozeß unterstützt. Anstelle der Zigarette gönne man sich als Belohnung eine andere Freude.

Die süße Verlockung

Ein Leben ohne Zucker wäre für viele Menschen eine bittere Angelegenheit. Denken wir nur an die Diabetiker, die bei Unterzuckerung ins Koma fallen können. Aber verwöhnen wir uns nicht oft mit Schleckereien und Süßigkeiten, weil uns die Süße des Lebens abhanden gekommen ist? Eine kleine Süßigkeit kann uns sehr wohl den Alltag "verzuckern". Süßigkeiten sollen aber nicht zum Dauerbrenner werden, als Kompensation für mangelnde Lebensfreude. Am Laufmeter Bonbons zu lutschen und Schokoladen zu verzehren, wird zum Feind unserer Gesundheit. Tatsache ist, daß lebensfrohe Menschen dem verlockenden Angebot eher standhalten können als solche, denen es an Lebenslust mangelt. Wenn wir die Speisen süßen, verwenden wir anstelle von raffiniertem weißem Zucker natürlichen Honig und Birnendicksaft.

Bei Kindern ist der vernünftige Umgang mit Süßigkeiten für beide Seiten ein Lernprozeß. Es ist bequem, mit Zuckerwaren zu belohnen. Der Gesundheit in jedem Fall förderlicher ist aber ein heiteres Spiel, das Erzählen einer Geschichte, eine saftige Frucht oder ganz einfach einige Streicheleinheiten.

Essen wir uns krank?

Die Nahrungsmenge, die unser Organismus täglich zu verarbeiten hat, ist eindeutig zu hoch. Magen, Darm und Leber werden überfordert und erlahmen mit der Zeit in ihrer Verdauungsfunktion. Es kommt zu Verstopfung, erhöhten Blutfettwerten, Übergewicht, harnsaurer Diathese (Harnsäureablagerungen), um nur die wichtigsten Störungen zu nennen. Anstatt daß man bei gesundheitlichen Störungen beim Essen bremst, ißt man munter weiter: am Morgen, am Mittag, am Abend, zwischendurch, beim Fernsehen, beim Arbeiten, ja fast bei jeder Gelegenheit. Diese Überfütterung beginnt häufig schon beim Säugling. In den westlichen Industrieländern stimmt bezüglich Ernährung einiges nicht mehr. Viele Menschen haben die gesunde Einstellung zur Nahrungsmenge und zum Hungergefühl verloren. Warum? Weil es immer mehr freudlose Menschen mit einer armen Gefühlswelt gibt, die mit dem Überkonsum kompensieren müssen. Eigentlich könnte uns das vernünftig dosierte Essen viele kleine Freuden bereiten: die sonnengereiften Früchte, das selbstgepflückte Wildgemüse, das volle Korn etc.

Zuviel Nahrung macht krank. Niemand möchte uns die Freude an einem Ei, an der Butter, am Käse, an Pommes frites oder an einem feinen Essen nehmen. Wir müssen mit den Lebensmitteln nur vernünftig umgehen und uns außer dem Eßvergnügen auch noch andere Freuden gönnen.

Ein Fasttag kann zum großen Erlebnis werden. Während dem Nahrungsentzug werden Geist und Seele erfrischt und sensibilisiert. Unser Organismus braucht nicht nur Nahrung, er möchte in einem harmonischen, seelisch intakten Körper funktionieren können. Genährt werden wollen Körper, Geist und Seele. Erst wenn diese drei Komponenten stimmen, können wir ein Gericht echt geniessen. Zum richtigen Umfeld gehört eine gemütliche Umgebung, Ruhe, Gelassenheit und Frohsinn.

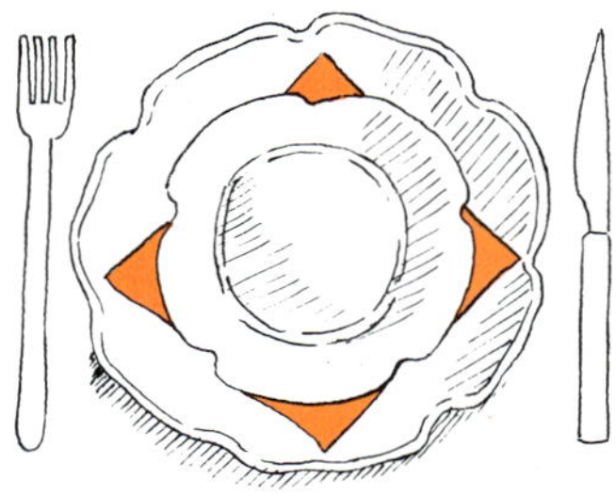

Wer dauernd ißt, hat kaum Zeit zum richtigen Kauen. Wenn man dazu neigt, die Nahrung gedankenlos zu verschlingen, sollte man etwas dagegen unternehmen. Man versuche es mit der Verschönerung des Alltags auf anderer Ebene als der kulinarischen, um das undisziplinierte, krankmachende Verhalten in den Griff zu bekommen. Damit beugt man auch der Gefahr von erhöhten Cholesterinwerten, Harnsäureüberschuß (Rheuma ist die Folge), Verdauungsstörungen etc. vor. Viele Menschen, die zum Essen ein widernatürliches Verhältnis haben, klagen gleichzeitig über Verstopfung.

Übergewicht - Sorgenkind Nr. 1

Schlanksein wie eine Gazelle ist der Inbegriff von Schönheit. Um ein einziges Kilogramm Fett abzuspecken, werden größte Anstrengungen unternommen, Schmerzen erlitten und Geld locker gemacht. Der Erfolg bleibt leider häufig aus. Ob so viel Fanatismus vergessen wir die natürliche Schönheit. Schön sein ist mehr als nur schlank sein. Schönheit strahlt, erfreut, begeistert, sensibilisiert, motiviert. Die erzwungene Schönheit ist steril, kalt, unnatürlich, ja sogar unästhetisch, weil ihr Persönlichkeit und Charakter fehlen. Körpergewicht verlieren kann billig sein, wenn man sich zuerst um die innere Wärme kümmert. Die inneren Kräfte schaffen ein natürliches Verhältnis zu einer ausgewogenen, naturbelassenen und vollwertigen Ernährung. Sollte es nicht zum absoluten Idealgewicht kommen, dann bedenke man, daß jeder Mensch sein eigenes, individuelles Körpergewicht hat.

Neueste Studien zeigen, daß einige Pfunde zuviel der Gesundheit nicht schaden. Bei 10% und mehr Abweichung vom Idealgewicht kann es allerdings zu gesundheitlichen Störungen kommen, insbesondere, wenn das Essen für das Übergewicht verantwortlich ist. Rund 70% der Bevölkerung ist übergewichtig. Deshalb sollte die Devise lauten: weniger Kalorien, dafür um so mehr Lebensfreude.

Ist Streß ein Modewort?

Das rasch pulsierende Leben stellt hohe Anforderungen an unsere Gesundheit. Noch nie war der psychische Druck und die Hektik so groß wie in unseren Tagen. Würde man einen unserer Vorfahren aus dem letzten Jahrhundert in diese Welt setzen, käme er mit unserem Lebensstil kaum zurecht.

Auch uns stellt sich die Frage, ob wir bei diesem Tempo mithalten können und ob die Gesundheit dabei nicht Schaden nimmt. Viele Menschen, welche den Anforderungen nicht gewachsen sind, sprechen von Streß. Ob wir unter "Druck" kommen, hängt nicht primär von der Art der Arbeit ab, sondern von unserer Einstellung zur Arbeit. Wer am Tag viele kleine Freuden erlebt, sich begeistern kann, eine positive Lebenseinstellung hat und über eine gute Portion Optimismus verfügt, den können auch hektische Situationen nicht aus dem Gleichgewicht bringen. Streß wird erst dann disharmonisch und zum Gesundheitsräuber, wenn es an der inneren Haltung fehlt und man am Leben keine Feude mehr hat. Wer viel arbeiten und viel Verantwortung tragen muß, versuche mit der Pflege der inneren Freuden zu regenerieren und gesund zu bleiben.

Gestörter Alltag - gestörter Schlaf

Ob ein Mensch gesund ist, äußert sich u.a. im gesunden Schlaf. Bei vielen Zeitgenossen ist der Schlaf zum Lebensverderber geworden. Man kann nicht mehr richtig ausruhen und regenerieren. Falsch ist, wenn man bei Einschlaf- und Durchschlafstörungen zur Schlaftablette greift, anstatt nach den Ursachen zu suchen. Leider sind auch die Ärzte dünn gesät, die das Schlafproblem ursächlich angehen, d.h. in die Tiefe gehen.

Ein gesunder Schlaf beginnt nicht erst beim Zubettgehen. Wenn es uns gelingt, auch tagsüber Ruhepausen und erholsame Momente einzuschalten, bereiten wir auf den nächtlichen Schlaf vor. Die Lebensfreude wird zum sanften Ruhekissen. Die positive innere Haltung im wachen Zustand, bespickt mit Frohsinn und Freuden, hat auch einen Einfluß auf das Unterbewußte. Und das schließt den Schlaf ein.

Wenn der Tag voller negativer Erlebnisse ist, wird der Schlaf zum Räuber, zum Kämpfer, zur Verfolgung und Hysterie.

Das kleine Nickerchen nach dem Mittagessen fördert die Gesundheit. Es ist wissenschaftlich erwiesen, daß 30 Minuten Mittagsschlaf das Risiko eines Herzinfarktes um 30%, ein solcher von 60 Minuten um 50% reduzieren. Während der Ruhepause kann vieles vergessen werden, man regeneriert und nimmt die nachmittäglichen Pflichten wieder mit Ruhe und Gelassenheit in Angriff, was der Gesundheit allgemein förderlich ist.

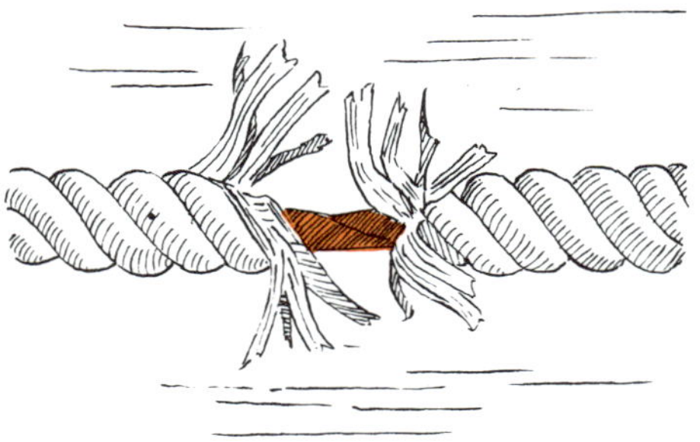

Seelische Konflikte

Wir wissen es, daß die Ursache vieler Volkskrankheiten in unserem täglichen Fehlverhalten zu suchen ist. Wir machen uns das Leben im wahrsten Sinne des Wortes schwer. Wir lassen uns von seelischen Konflikten buchstäblich auffressen. Vieles nehmen wir zu wichtig und hinterfragen es endlos. Bei positiver Haltung, Optimismus und Seelenstärke bekommen Probleme wieder den richtigen Stellenwert und lassen sich in relativ kurzer Zeit verarbeiten.

Sorgen und Kummer gehören zum menschlichen Alltag. Probleme sind da, um gelöst und nicht verdrängt zu werden. Dazu brauchen wir die innere Kraft und eine Prise Humor. Pflegen wir also unser Innenleben und lassen wir es nicht wie ein Segelboot ohne Kapitän von Wellen und Wind hin- und hertreiben. Der Mensch in unseren Tagen sollte lernen, sich nicht vom Negativen, sondern vom Positiven begeistern zu lassen. Da hilft vielleicht eine kleine Statistik weiter: Führen wir für einen gewissen Zeitraum darüber Buch, wieviele positive und negative Ereignisse wir bewußt wahrgenommen haben. Das Resultat wird wenig erfreulich sein. Ein Sprichwort sagt: "Wessen Seele voll ist, davon läuft sie über!" Gerade weil das Negative zuviel Raum hat, ist uns Frohmut, Heiterkeit, Optimismus und Lebensfreude abhanden gekommen. Wir brauchen diese positiven Elemente für Gesundheit und Wohlbefinden.

Wer also das Innenleben und die Seelenkräfte täglich wie seine Zähne pflegen will, damit sie schneeweiß und gesund bleiben, sollte den positiven, schönen Ereignissen im Alltag viel mehr Aufmerksamkeit schenken. Sind wir also offen für das Positive und Schöne. Meinen verzweifelten, entnervten Patienten gebe ich jeweils den Rat, ein Tagebuch über die schönen Erlebnisse, mindestens 5 an der Zahl, zu führen. Bereits nach 2 bis 3 Wochen hat sich der Gemütszustand des Patienten jeweils verbessert. Er kommt freudenstrahlend in die Praxis und erzählt von seinen schönen Erlebnissen.

Denk Dich gesund

Unser Wohlbefinden und unsere Gesundheit hängen ganz entscheidend von unseren positiven Gedanken, erbauenden Gesprächen und einer Portion gesundem Humor ab. Wir sind uns viel zu wenig bewußt, wieviel eine positive Lebenseinstellung bewirken kann. Unsere Geisteshaltung ist ein Teil unserer Gesundheit. Positive Gedanken sind lebendige Kräfte, Energieströme mit realer Wirkung. Sie stärken unser Nervensystem. Man stelle sich vor, was geschehen würde, wenn unsere negativen Gedanken Gestalt annehmen könnten. Deren Umfang und Auswirkung würde uns erschlagen und vernichten.

Der Mensch ist als einziges Individuum in der Lage, sein Leben selbst in die Hand zu nehmen, zu gestalten und zu beeinflussen. Unser Körper ist das Haus, in dem wir leben. Nicht nur das irdische, auch das körperliche Haus braucht Pflege und von Zeit zu Zeit eine Reinigung. Dabei soll mit den negativen Gedanken aufgeräumt werden, die für Gesundheit und Wohlbefinden das größte Gift sind. Negative Gedanken übersäuern das Blut und überschwemmen den Organismus mit schädlichem Adrenalin. Nicht umsonst heißt ein Sprichwort: "Die gesunden und die Kranken haben ungleiche Gedanken".

Gerade in Zeiten der Kranheit sind positive Gedanken wichtig. Sie helfen, Beschwerden und Schmerzen besser zu ertragen und den Weg zur Heilung zu öffnen. Es ist medizinisch erwiesen, daß Menschen mit einer positiven Grundeinstellung mehr Abwehrkräfte haben und sich einer robusteren Gesundheit erfreuen. Denken ist die Kultur des Herzens. Pessimisten schaden ihrer Gesundheit. Da hat selbst ein starkes Arzneimittel nicht die gewünschte Wirkung.

Lachen ist die billigste Medizin

Lachen ist nicht nur gesund, sondern auch die billigste Medizin. Lachen beugt Krankheiten vor, baut Streß ab und steigert die Lebensfreude. Gemeint ist das gesunde, fröhliche, unverkrampfte Lachen, das von ganzem Herzen kommt. Mit jedem Lachen, ob verschmitzt, laut, schallend, überbordend oder atemraubend, kurbeln wir den Blutkreislauf an und versorgen den Organismus mit einem zusätzlichen "Stoß" Sauerstoff.

Das Lachen kann selbst Schmerzen zum Verschwinden bringen, schüttet doch der Körper vermehrt Endorphine aus, die quasi als körpereigene "Opiate" die Streßhormone senken. Klinische Tests haben gezeigt, daß das Betrachten eines lustigen, unterhaltsamen Films den Heilungsprozeß beschleunigt, weil das Lachen zur völligen Entspannung führt. Haben Sie heute auch schon gelacht? Wenn nicht, sollten Sie dies rasch nachholen.

Die Gesundheit und die gute Tat

Wer sich gesund und stark fühlt, kann Kräfte frei machen für jene, die Hilfe brauchen. Das Wohlergehen unserer Mitmenschen sollte uns genauso wichtig sein wie unser eigenes. Was für Gefühle das Helfen auslöst, wurde sogar medizinisch untersucht. Eine Gruppe von 1700 Frauen, die regelmäßig karitativ tätig ist, wurde von Experten der Green State University nach ihren Erfahrungen befragt. Die meisten Helferinnen

Checkliste

	nein	vereinzelt	ja	oft
1. Haben Sie wenig Lebensfreude?	0	3	8	10
2. Bereitet Ihnen das Leben kein Vergnügen mehr?	0	3	8	10
3. Rauchen Sie, weil Sie sich wenig freuen können?	0	3	8	10
4. Trinken Sie Alkohol ,weil Sie sich wenig freuen?	0	3	8	10
5. Glauben Sie, daß Sie über den Hunger essen weil Sie sich wenig freuen können?	0	3	8	10
6. Mangelt es Ihnen im Tagesablauf an ruhigen Momenten, Pausen oder stiller Einkehr?	0	3	8	10
7. Glauben Sie, daß Sie unter Streß stehen?	0	3	8	10
8. Mangelt es Ihnen an beglückenden Momenten in der Freizeit und während der Arbeit?	0	3	8	10
9. Glauben Sie, daß Sie krank sind oder Beschwerden haben, weil Sie sich wenig freuen?	0	3	8	10
10. Sind Sie abhängig: Rauchen, Alkohol, Drogen?	0	3	8	10
11. Fühlen Sie sich einsam, isoliert, deprimiert?	0	3	8	10
12. Essen Sie auch dann weiter, wenn Sie gesättigt sind? Essen Sie schnell und kauen Sie wenig?	0	3	8	10
13. Leiden Sie an Verstopfung, Kopfweh, Magen-Darm-Beschwerden, Müdigkeit, Unlust?	0	3	8	10
14. Sind Sie mit sich selber unzufrieden?	0	3	8	10
15. Leiden Sie unter Schlafstörungen, Schlafmangel?	0	3	8	10
16. Haben Sie Mühe, Sorgen und Kummer zu verarbeiten?	0	3	8	10
17. Ist Ihr Denken von negativen Gedanken geprägt?	0	3	8	10
18. Haben Sie Mühe, von Herzen zu lachen?	0	3	8	10
19. Können Sie anderen Menschen keine Freude bereiten, ihnen keine Liebe entgegenbringen?	0	3	8	10
20. Mangelt es Ihnen an Erholung (Musik hören, Bewegung, Aufenthalt in der freien Natur)?	0	3	8	10
21. Löst bei Ihnen die Sonne Unbehagen aus?	0	3	8	10
22. Haben Sie Mühe, im Leben einen Sinn zu sehen?	0	3	8	10
23. Nehmen Sie Medikamente zur Beruhigung der Nerven, zum Abbau von Streß?	0	3	8	10

berichteten von einer veränderten Gefühlslage: ihre Arbeit wurde mit Vitalität, Heiterkeit und Hochstimmung belohnt. Viele Frauen gaben zu Protokoll, daß körperliche Beschwerden wie Kopfschmerzen, Migräne, Rückenschmerzen, Menstruationsbeschwerden während der karitativen Arbeit verschwanden und daß Verstimmungen viel leichter zu überwinden waren. Der Betreuer der Studie, Herbert Benson, Harvard-Kardiologe, schrieb dazu: "Die innere Ruhe, das Hochgefühl nach dem Helfen sind das Gegenteil des Errungszustandes, den wir unter Streß erleben". Dies ist wohl Grund genug, die Mitmenschen mit Liebe, Zuwendung und Fürsorge zu verwöhnen.

Musik und Entspannung

Was wäre die Welt ohne Musik - ein trostloser Planet. Mit Musik können wir uns entspannen und regenerieren. Wenn man nervös und aggressiv ist, setzt man sich in den Schaukelstuhl und lauscht seiner Lieblingsmusik, bis man wieder beschwingt und ruhig ist. Dies ist manchmal viel wirksamer als Schachteln von Beruhigungspillen. Forschungen haben gezeigt, daß harmonische Musik die Pulsfrequenz, die Magen-Kontraktionen und die Gehirnrhythmen günstig beeinflußt. Das gleiche gilt auch für die Psyche. Nicht umsonst werden in vielen Verkaufsläden die Leute mit beschwingter Musik berieselt: das animiert zum Kaufen.

Die Wahl der Musik entscheidet über die Gesundheit. Mit der richtigen Musik können wir sogar Verhaltensstörungen, seelische Beschwerden und Erkrankungen heilen.

Mit Musik kann man aber auch zerstören und die ganze Welt in Aufruhr bringen. Man denke nur an die heutige Rockszene, die von zerstörerischen Elementen nur so strotzt. Es wundert, daß Psychologen und Mediziner noch keine Stellung bezogen haben. Unsere Jugend wird mit dieser disharmonischen Musik buchstäblich kaputt gemacht. Wer es nicht glaubt, höre sich einmal ein Rockstück an und versuche die diabolischen Texte zu übersetzen. Er wird verwirrt sein, sein Blutdruck steigt, Nervosität macht sich breit und es kommt zur Ausschüttung von Streßhormonen. Langzeitschäden werden nicht ausbleiben.

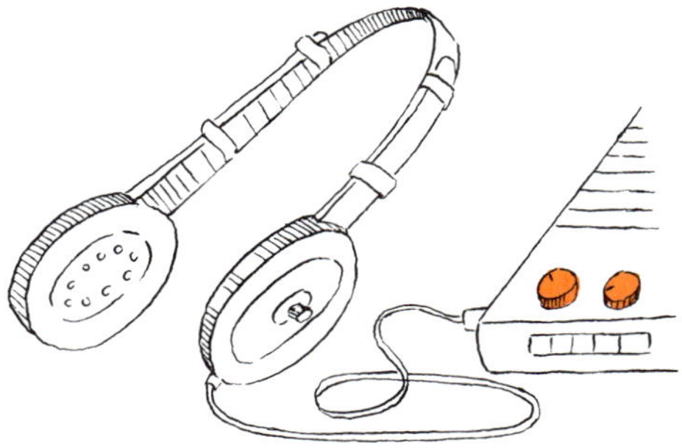

Mit schöner Musik läßt sich unsere Welt positiv verändern. Viele Unbequemlichkeiten des modernen Lebens können vergessen und die Gesundheit gefördert werden. Bei Übermüdung und Überforderung gehe man ins Ambulatorium der harmonischen Klänge - die Wirkung wird nicht ausbleiben.

Bewegen Sie sich krank oder gesund

Die Bewegung ist medizinisch gesehen für unsere Gesundheit sehr wichtig. Sie trainiert den Kreislauf, stärkt das Herz, kräftigt die Muskeln und verhindert das "Einrosten" der Gelenke.

Viele Menschen haben das gesunde Maß für die Bewegung verloren. Sie fordern von ihrem Körper Leistungen, die ihn mehr krank als gesund machen. Sportverletzungen wie Bänderrisse, Muskelzerrungen, Knochen- und Gelenkbeschwerden sind direkte Folgen.

Selbst das Joggen hat Formen angenommen, die nachdenklich stimmen. Ich denke an die beiden Jogger, die jeden Morgen und jeden Abend in hohem Tempo an meinem Stubenfenster vorbeirennen. Der eine macht dabei ein derart entstelltes Gesicht, als würde er im nächsten Moment zusammenbrechen. Seine qualvolle, verkrampfte sportliche Anstrengung erweckt bei mir jedesmal großes Mitleid. Der zweite hinterläßt den Eindruck, als müßte er einer Katastrophe entfliehen. Manchmal wünsche ich den beiden, sie wären lieber eine Stunde länger im Bett geblieben, als sich der körperlichen Ertüchtigung zu unterwerfen. - Begegne ich diesen beiden Joggern ab und zu auf meinen erholsamen Spaziergängen, sprinten sie in einem Tempo an mir vorbei, als würden sie von einer Hornisse verfolgt. Nie durfte ich ein freundliches Lächeln, einen freudigen Ausdruck erleben. Die Augen zu Boden gerichtet, rennen sie verkrampft und verbissen an tausend Schönheiten in der Natur vorbei und wagen kaum einen Blick in die wunderschöne Landschaft. Soll dies wirklich gesund sein? Völlig außer Atem müssen sie nach dieser Anstrengung an die Arbeit hetzen. Keine Blume, kein Vogel durfte sie erfreuen. Da gehe ich lieber zu Fuß, manchmal zügigen Schrittes, mache hier und dort eine Pause, bewundere, erlebe und freue mich gesund.

Auswertung der Punktezahl

0-50 Punkte: Obwohl Sie einige Punkte gesammelt haben, brauchen Sie sich bezüglich Ihrer Gesundheit keine großen Sorgen zu machen. Versuchen Sie jene Warnsignale zu beachten, welche die Checkliste Ihnen aufgeschlüsselt hat. Ändern Sie einige Dinge, so werden Sie sich auch in Zukunft einer guten Gesundheit erfreuen.

51-80 Punkte: Ignorieren Sie die Signale nicht, obwohl bei Ihnen sehr wahrscheinlich keine gesundheitlichen Störungen vorliegen. Machen Sie sich Gedanken, was Sie an Ihrem Lebensstil ändern können. So können Sie gesund und lebensfroh in die Zukunft blicken.

81-100 Punkte: Die Punktezahl läßt darauf schließen, daß Ihre Gesundheit und Ihr Wohlbefinden in Gefahr sind. Nehmen Sie Ihren Lebensstil kritisch unter die Lupe. Gewisse Änderungen sind zwingend. Und diese sollten Sie rasch in die Wege leiten, zum Wohle Ihrer Gesundheit.

Über 100 Punkte: Sehr wahrscheinlich sind Sie sehr überlastet. Sie sind sehr depressiv und haben wenig Lebensfreude. Vielleicht brauchen Sie eine Vertrauensperson, die Ihnen hilft, die positive Einstellung zum Leben wieder zurückzugewinnen. Dies ist wichtig für Ihre Gesundheit und Ihr Wohlbefinden. Zögern Sie nicht, sich einem Arzt/Heilpraktiker anzuvertrauen.

Wie gesund sind Ihre Augen?

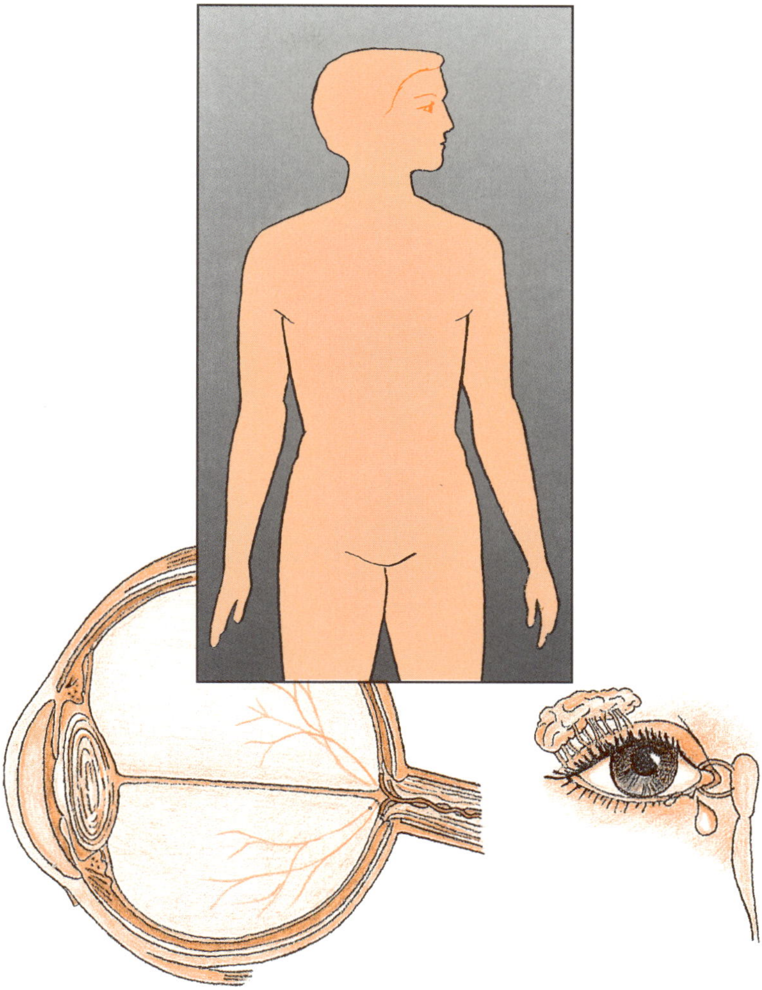

Das Auge ist mehr als nur Sehorgan.
Es ist unser wichtigstes Sinnesorgan.
Alles, was die menschliche Kamera reflektiert,
bekommt im Gehirn Form und Ausdruck
und hat Einfluß auf unser psychisches und
physisches Wohlbefinden.

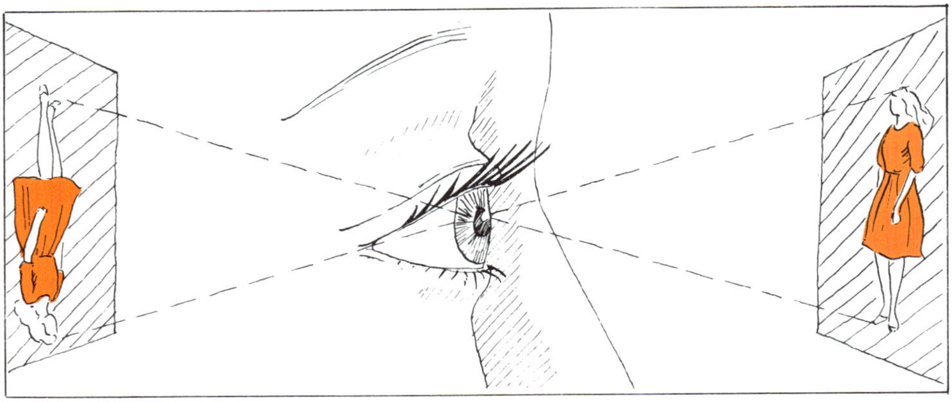

Die optische Wahrnehmung und ihre Umsetzung

Das menschliche Auge ist vergleichbar mit einer Kamera. Gleich wie bei einem Fotoapparat befindet sich in der äußersten Schicht die Linse, die von der durchsichtigen Hornhaut geschützt wird. Die einfallenden Lichtstrahlen fallen zunächst auf die Hornhaut, gleichsam das Fenster des Auges. Die Linse stellt die Brennweite ein auf die Gegenstände, die wir sehen wollen. Die Regenbogenhaut liegt wie eine Blende vor der Linse. Ihre Öffnung, die Pupille, kann dank Muskeln je nach Bedarf verändert werden: Verengung bei Naheinstellung und Helligkeit, Ausweitung bei Dunkelheit. Der in der Augenhöhle liegende Teil des Auges ist mit der Netzhaut (Retina) ausgekleidet. Die Netzhaut besteht aus einem Nervengewebe, den eigentlichen Sinneszellen. Das Sehen und Erkennen von Farben geschieht durch die Netzhaut. Sie ist identisch mit dem lichtempfindlichen Film der Kamera.

Damit ein Bild entsteht, braucht es nicht nur einen Fotoapparat, sondern auch jemand, der ihn bedient. Beim Auge ist dafür das Gehirn zuständig. Es hat zu entscheiden, welchen Gegenstand, welches Umfeld das Auge wahrnehmen soll. Unser Sehorgan nimmt wie eine laufende Kamera ständig Lichtreize wahr, aber diese werden erst im Sehzentrum des Gehirns zu bewußten Bildern. In Bruchteilen von Sekunden geben die Sehzellen (ca. 135 Millionen Zellen) die Lichtreize über den Sehnerv weiter. Dort werden sie zum Bild zusammengefügt.

Die Hilfsorgane des Auges

Das Auge ist ein mit Flüssigkeit gefüllter Hohlkörper. Nebst dem eigentlichen optischen Sehapparat, dem Augapfel (Bulbus), verfügt es über zahlreiche Hilfsorgane, die funktionellen Charakter und Schutzfunktion haben. Eine Hilfsfunktion hat die Augenhöhle, in welche das Auge in Gewebe eingebettet ist und durch die Augenmuskeln bewegt wird. Die Augenbrauen sind dazu da, herablaufende Flüssigkeit wie Schweiß, Schmutz usw. vom Auge fernzuhalten. Aufgabe der Lider ist, die Hornhaut vor der Berührung mit Fremdkörpern abzuschirmen, indem bei Bedarf sofortiges Senken beider Lider erfolgt. Die Tränen versorgen die empfindlichen oberflächlichen Teile des Auges mit Feuchtigkeit und ermöglichen damit das Bewegen der Lider. Die Tränen sind vor allem für die Reinigung notwendig. Sie sondern Staubteilchen und andere kleine Fremdkörper ab, die in die Bindehaut gelangen. Dabei kommt der keimtötenden Eigenschaft der Tränenflüssigkeit besondere Bedeutung zu.

Die Augen sind das wichtigste Sinnesorgan

Wir leben in einem visuellen Zeitalter. Fast 90% der Informationen nehmen wir mit den Augen auf. Fast alle unter uns sind mit gesunden Augen und normaler Sehkraft auf die Welt gekommen. Vererbte Augenkrankheiten sind eher selten. Und doch sind in unseren Breitengraden rund die Hälfte der Bevölkerung Brillen- oder Kontaktlinsenträger. Dafür verantwortlich sind nebst Fernsehen und häufig beruflich bedingter Bildschirmarbeit auch Streß, fehlende körperliche Bewegung und einseitige Ernährung.

Schnelles Sehen, rasches Aufnehmen wird zum Alltagszwang

Das Sehen wird für viele zum Muß, zum Zwang. Wir haben verlernt, die Umwelt spontan und gelassen wahrzunehmen - dem Auge die Chance zu geben, auch am Schönen teilzuhaben - sich zu entspannen.

Zu den äußeren Zwängen zählt auch das Schnellesen, sei dies im Berufs-, im Bildungs- oder Privatleben. "Querlesen" ist gefragt, um möglichst viel Material in kürzester Zeit zu "futtern". Das Auge kann bei diesem Lesetempo nicht mehr mithalten. Es sind gerade diese Spannungen, die unter Zeitdruck entstehen, die unsere Sehkraft strapazieren und verringern.

Wie wäre es, wenn wir wieder lernen würden, so zu lesen, wie wir sprechen, wie wir singen. Versuchen wir beim Lesen und beim Sehen, ab und zu die Augen zu schließen. Machen wir vier tiefe, bewußte Atemzüge, um nach dem Öffnen der Augen zu erleben, wie groß das Sehvermögen im entspannten Zustand sein kann.

Augenpflege, ist sie notwendig?

Viele Ärzte vertreten die Meinung, daß unsere Augen keiner besonderen Pflege bedürfen. Diese Annahme ist falsch. Alle Spannungen und Verkrampfungen, die uns in unserem modernen, hektischen Leben begleiten, müssen gelöst und harmonisiert werden. Ansonsten nimmt der ganze Organismus Schaden. Wenn wir die (Warn)Signale unserer Augen ernst nehmen würden, können vielleicht Brille oder Kontaktlinsen vermieden werden. Auch viele Augenkrankheiten, die im fortgeschrittenen Alter häufig auftreten, könnten bei entsprechender Prävention verhindert werden.

Augenkrankheiten auf einen Blick

Kurzsichtigkeit: Ein kurzsichtiger Mensch ist in der Lage, in der Nähe alles sehr deutlich zu sehen. Bei einer gewissen Entfernung ist das Bild verschwommen. Häufig fällt ein Kurzsichtiger dadurch auf, daß er mit zusammengekniffenen Augen in die Ferne schaut.

Weitsichtigkeit: Ein weitsichtiger Mensch sieht in der Ferne alles scharf. Er ist jedoch kaum in der Lage, eine Zeitung aus normaler Distanz zu lesen. Wenn die Weitsichtigkeit nach dem 45. Altersjahr eintritt, ist dieser Sehfehler Zeichen einer beginnenden Alterssichtigkeit. Die Linse ist im Laufe der Jahre so unelastisch geworden, daß sie auf kurze Distanz das Bild nicht mehr scharf einstellen kann.

Hornhautverkrümmung: Sie ist der häufigste Brechungsfehler des Auges. Der Gegenstand wird nur noch verzerrt wahrgenommen. Ein Punkt hat die Form eines Stabes. Begleitet wird eine Hornhautverkrümmung häufig von Kopfschmerzen, Schwindel, Brechreiz.

Glaskörpertrübung: Der Glaskörper besteht aus festen und flüssigen Bestandteilen und hat die Konsistenz von noch nicht erstarrter Gelatine. Im Laufe der Jahre kann es zur Entmischung der beiden Stoffe kommen. Der Glaskörper wird stellenweise trüb oder löst sich von der Netzhaut. Der Patient sieht anstelle eines festen Gegenstandes fliegende Mücken, Flocken, Schneegestöber oder bizzare Schattenspiele.

Bindehautentzündung: Die Schleimhaut des Auges, die durch die Tränendrüsen stets feucht gehalten wird, ist entzündet. Die Conjunktiva überzieht taschenförmig den Augapfel bis zur Grenze der Hornhaut und kleidet die Innenseite der Augenlider aus. Bei einer Schleimhautentzündung sind die oberflächlichen, gut sichtbaren Blutgefäße gereizt. Die Folge sind geschwollene, gerötete Augen, Juckreiz in den Augen, Brennen, Tränenfluß, das Gefühl, Sand in den Augen zu haben und Sekretabsonderung.

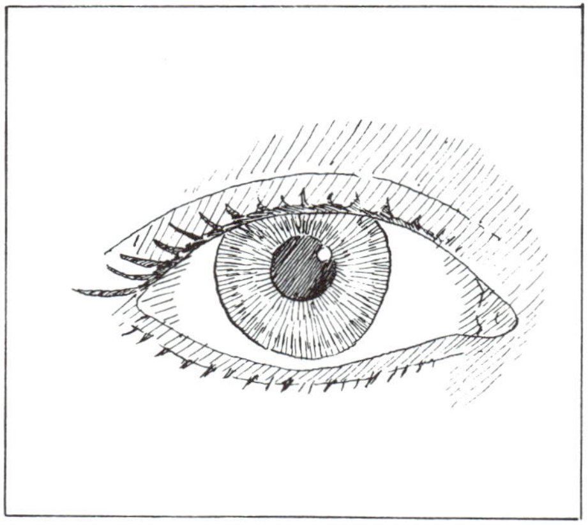

Entzündung der Iris: Eine tiefrote Bindehaut, heftige Augenschmerzen und verminderte Sehkraft weisen auf eine Irisentzündung hin. Gefährlich wird die Entzündung, wenn das Kammerwasser nicht mehr abfließt und es dadurch zur entzündlichen Verklebung der Iris und der Linsenvorderfläche kommt. Die Folge kann ein hoher Anstieg des Augeninnendruckes sein. In einem solchen Fall muß sofort der Arzt konsultiert werden. Die Irisentzündung trifft häufig bei Masern-, Leber-, Nieren- und rheumatischen Erkrankungen auf.

Der Graue Star: Es handelt sich um eine kleinere oder größere Trübung der Linse. Schmerzen verursacht der Graue Star zwar nicht, aber die Sehkraft nimmt zusehens ab. Der Kranke hat einen Nebelschleier vor den Augen. Im fortgeschrittenen Stadium kann er nur noch hell und dunkel wahrnehmen. Diese Sehstörung wird häufig hervorgerufen durch Verletzungen und Zuckerkrankheit. Auch Mangelernährung im Alter kann zu Grauem Star führen, entnimmt sich doch die Linse die Nährstoffe aus dem Kammerwasser. Der Graue Star kann operiert werden.

Der Grüne Star: Die Krankheit wird häufig mit dem Grauen Star verwechselt. Es handelt sich jedoch um zwei völlig unterschiedliche Krankheitsbilder, deren Verwechslung schwere Folgen haben kann. Beim Grünen Star handelt es sich um einen permanent hohen Flüssigkeitsdruck im Augeninnern. Durch diesen Überdruck wird das Auge geschädigt, da die Flüssigkeit aus dem Auge nicht mehr richtig abfließen kann. Eine Behandlung ist bereits im Anfangsstadium zwingend, selbst wenn der Patient frei von Symptomen, Schmerzen und Sehstörungen ist. Die Diagnose kann aufgrund einer Messung des Augendruckes rechtzeitig gestellt werden. Rund 3% der Bevölkerung leiden an Grünem Star. Die Zahl der Betroffenen steigt nach dem 40. Lebensjahr.

Sobald man merkt, daß die Sehstärke nachgibt und man abends bei künstlicher Beleuchtung Regenbogenfarben sieht, sollte man den Augendruck messen lassen. Eine Kontrolle ist ebenfalls empfehlenswert, wenn das Sichtfeld auf der Nasenseite eingeschränkt ist. Bei akutem Grünem Star leidet man unter plötzlichen Kopfschmerzen in der Stirngegend über den Augen, die sich ins Unerträgliche steigern können, oft von Erbrechen begleitet. Die Konsultation eines Arztes ist zwingend.

Zu wenig Licht und mangelnde Beleuchtung schadet den Augen

Wie gut wir sehen, hängt vielfach mit der Lichtquelle zusammen. Bei guter, optimaler Beleuchtung ermüden unsere Augen weniger rasch und können visuelle Informationen recht gut verarbeiten. Bei düsterem, diffusem Licht sind die Augen permanent angestrengt. Die Ziliarmuskeln verkrampfen sich. Das Arbeitslicht darf auch nicht einen flimmernden Glanz mit starken Reflexionen verbreiten. Dies führt ebenfalls zu einer Anspannung der Augenmuskeln.

Indirektes Sonnenlicht ist eine der besten Lichtquellen. Der Arbeitsplatz sollte deshalb in der Nähe von großflächigen Fenstern sein. Sobald das Tageslicht abnimmt, ist eine geeignete künstliche Beleuchtung notwendig.

Noch immer sind die gesundheitlichen Auswirkungen von Leuchtstoffröhren umstritten. Das künstliche Licht flackert, allerdings so schnell, daß wir es kaum wahrnehmen können. Unser Gehirn nimmt diese Unregelmäßigkeit aber sehr wohl wahr. Bestimmte Frequenzen können gesundheitliche Schäden hervorrufen.

Es ist schwierig, für die individuelle Beleuchtung Regeln aufzustellen. Im allgemeinen gilt: Sie soll warm und ausreichend sein, frei von Reflexionen. Normalerweise merkt man sehr rasch, wenn man die Augen zu stark anstrengen muß.

Richtiges Fernsehen will gelernt sein

Das natürliche, gesunde Sehvermögen nimmt bei langem und häufigem Fernsehkonsum ab. Nicht nur Kinder, auch Erwachsene verbringen täglich mehrere Stunden vor dem Flimmerkasten. Die Augenmuskeln nehmen über längere Zeit eine starre, angespannte Position ein. Je kleiner die Entfernung zum Gerät, desto mehr werden die Muskeln strapaziert. Die ideale Distanz zum Fernseher ist 3 bis 4 m. Wichtig ist die richtige Körperhaltung respektive Kopfhaltung: angenehm und entspannt, den Kopf gestützt. Ab und zu aufstehen, die Muskulatur lockern und die Augen in die Ferne schweifen lassen, damit sie sich entspannen und erholen können.

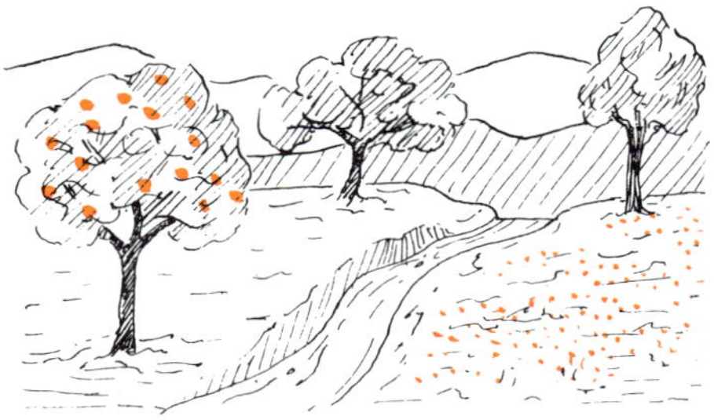

Die Bildschirmarbeit

Je weniger Distanz wir zum Bildschirm halten, desto mehr werden unsere Augenmuskeln angestrengt. Die Bildschirmarbeit ist aus dem Alltag kaum mehr wegzudenken: das Gerät steht am Arbeitsplatz, in der Schule und zu Hause.

Computer mögen viele Vorteile bieten, aus gesundheitlicher Sicht ist Vorsicht geboten. Menschen, die am Bildschrim arbeiten, klagen häufig über Nackenschmerzen, Kopfweh, Nervosität, Schmerzen in der Schultergegend, brennende und tränende Augen: das typische Bildschirm-Syndrom.

Man versuche es bei Beschwerden mit regelmäßigem Palmieren. Darunter versteht man das periodische Abdecken der Augen. Unbewußt machen viele Menschen im Alltag diese Entspannungsübung. Bei häufiger Bildschirmarbeit stündlich palmieren. Zusätzlich Übungen zur Nackenentspannung und Augenschulung (siehe Rubrik: das fördert die Sehkraft) machen.

Sehbeschwerden infolge falscher Brille

Es kommt selten vor - der Vollständigkeit halber muß es dennoch erwähnt werden -, daß eine “schlecht eingestellte” Brille zu Augenbeschwerden führt. Augenärzte und Optiker arbeiten zwar äußerst gewissenhaft, Fehler können aber auch ihnen unterlaufen. Dies führt zu Beschwerden, die sich deutlich von normalen Anpassungsproblemen einer neuen Brille unterscheiden: zum Beispiel Kopfschmerzen im Stirnbereich, Augenbrennen oder Druckgefühl in den Augen. Die Beschwerden nehmen meistens zu, wenn das Auge beansprucht wird, z.B. beim Fernsehen oder bei konzentrierter Arbeit. Eine erneute Konsultation beim Fachmann ist notwendig.

Das fördert und erhält die Sehkraft

Das Auge ist nicht bloß ein isoliertes Wahrnehmungsorgan. Es ist Teil eines Ganzen und beeinflußt unser Wohlbefinden ganz entscheidend. Das, was wir mit dem Auge wahrnehmen - sei dies positiver oder negativer Natur - hat physische wie psychische Konsequenzen.

Unsere Augen sind nicht nur zum Arbeiten da, zur Aufnahme und zum Verarbeiten visueller Informationen. Dem Auge soll auch Freude, Genuß und Glück widerfahren. Es liegt an uns, unsere Augen zu verwöhnen. Gönnen wir uns ab und zu eine Pause, atmen wir tief durch - erfreuen wir uns am entspannten Sehen. Das sind Streicheleinheiten für Körper und Seele. Sie entspannen und beruhigen, sie geben dem Auge die Chance zu regenerieren. Denken wir nur an einen beglückenden Sonnenaufgang, an das erquickende Farbenspiel der Natur, an ein schönes Gedicht, eine positive Lektüre usw. Solche Berührungen machen uns auch innerlich glücklich.

Entspannungsübungen für besseres Sehen

Liniendiagramm: Das Liniendiagramm kopieren und dabei auf 200% vergrößern. - Die Augen ruhig den Linien entlang wandern lassen. Tief ein- und ausatmen und dabei Ruhe suchen, Gelassenheit und Entspannung. Nach dieser Übung wird man mit Freude feststellen, daß die Konzentration besser, die Aufnahme um ein Vielfaches gesteigert werden konnte.

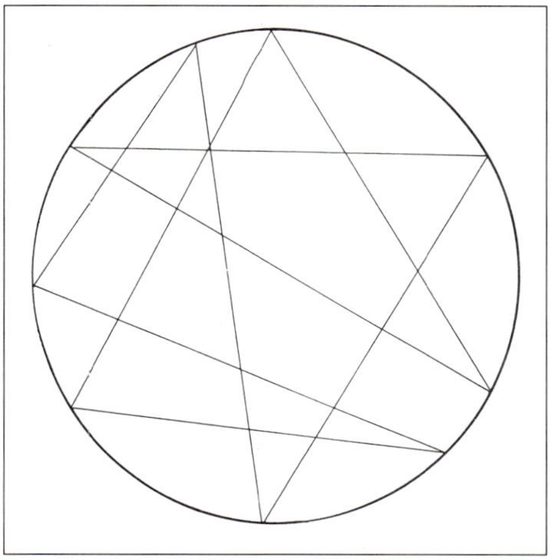

Palmieren: Man setzt sich an einen Tisch und stützt die Ellenbogen auf das Tischblatt. Mit dem Handrücken werden die geschlossenen Augen zugedeckt, ohne daß man auf den Augapfel drückt. Dies ist wichtig, da sonst ein ganz bestimmter Nerv stimuliert wird. Bei der Übung ist darauf zu achten, daß man sich körperlich und geistig bewußt entspannt und dabei tiefe Atemzüge macht. Jeder Zwang und jede Anstrengung ist kontraproduktiv. Man verharrt ein paar Minuten in dieser Stellung. Wenn man die Augen wieder öffnet, spürt man, wie wohltuend und entspannend das Palmieren war.

Nackenentspannung: Sehr viele Menschen verspannen sich bei der Arbeit, beim Lesen und bei Bildschirmarbeit im Nacken. Dies führt zu Kopfschmerzen, Sehstörungen, verminderter Konzentration. Es gibt einfache Übungen, die man tagsüber mehrmals machen kann und die Linderung bringen. Wichtig ist das tägliche Training: es hilft, daß Muskelverspannungen nicht zu Sehschwäche führen.

Nackenübung: Mit geschlossenen Augen den Kopf langsam nach vorne neigen, bis das Kinn den Körper berührt. Kurz in dieser Stellung verharren. Den Kopf heben und so weit als möglich nach hinten neigen. Übung 10mal wiederholen. Beim Kopfsenken tief ausatmen, beim Heben tief und ruhig einatmen.

Wendeübung: Den Kopf in aufrechter Stellung so weit als möglich nach rechts drehen, dabei einatmen. Einen Moment in dieser Stellung verharren. Beim Ausatmen den Kopf nach links drehen. Übung 10mal wiederholen.

Neigeübung: Beim Einatmen den Kopf langsam seitlich neigen, nur so weit, daß es noch angenehm ist. Darauf achten, daß der Körper eine gerade Haltung einnimmt. Beim Ausatmen den Kopf auf die andere Seite neigen. Übung 10mal wiederholen.

Rollübung: Beim Einatmen den Kopf langsam nach vorne hängen lassen. Langsam nach links und rechts rollen lassen. Eine kurze Pause einlegen. Während dem Ausatmen die Rollbewegung in die andere Richtung machen. Übung mindestens 10mal wiederholen.

Heilmittel aus der Natur

Beim älteren Menschen können Sehstörungen als Folge mangelnder Blutzufuhr entstehen. Diese führt zu einer Unterversorgung der Augen. Der biochemische Austausch zwischen Kornea und Kammerwasser des Auges ist ein äußerst komplexer Vorgang und hängt von zahlreichen Faktoren ab, welche die Wissenschaft bis heute noch nicht vollumfänglich erforscht hat. Ältere Menschen müssen sich deshalb die Frage stellen: Werden die feinsten Kapillaren des Auges ausreichend mit Blut versorgt. Wird diese Zufuhr durch chronischen Streß verhindert? Haben wir genügend körperliche Bewegung, die eine optimale Versorgung in der Augenregion gewährleistet? Vielfach bedarf es einer medikamentösen Unterstützung mit *natürlichen Enzymen aus der Papaya-Frucht.* Die Enzyme haben die Fähigkeit, die schlechte Durchblutung der feinsten Kapillaren (Blutgefäße) in der Augenregion zu verbessern. Dosierung: 3mal täglich nach den Mahlzeiten 2 bis 3 Enzym-Dragées (WOBE MUCOS) nehmen. Kurdauer: 3 Wochen.

Auch durch *Kneipp'sche Maßnahmen* kann die kapillare Durchblutung der Augen verbessert werden. Pfarrer Sebastin Kneipp setzt für Leiden unterschiedlichster Art das kalte Wasser ein. Ein Waschbecken mit prickelnd kaltem Wasser füllen. Das Gesicht mit geschlossenen Augen eintauchen. Das Eintauchen mehrmals wiederholen. Das Gesicht behutsam mit einem Frottiertuch trocken tupfen. Jeglicher Luftzug ist zu meiden, bis die Augenpartie wieder trocken ist. Die augenstärkende Behandlung während mehrerer Wochen durchführen. Nach einer Angewöhnungszeit darf die Anwendung mit offenen Augen gemacht werden.

Kräuter für die Augen

Augentrost (Euphrasiae herba): Die Pflanze wird seit Jahrhunderten bei müden, entzündeten, tränenden und geschwächten Augen empfohlen. Der Pflanzenname läßt in fast allen europäischen Sprachen auf eine Augenmedizin schließen. In Frankreich heisst sie "Casse lunettes - Brillenzerstörer", die Italiener nennen sie "luminetta - Licht für die Augen", die Engländer nennen sie "eyebright - Augenglanz".

Augenbad mit Augentrost: Das getrocknete Augentrostkraut wird zu gleichen Teilen mit Fenchelsamen und Weinrautenkraut gemischt. Einen Teelöffel dieser Mischung mit einer Tasse kochend heißem Wasser anbrühen. 3 Minuten ziehen lassen. 1 Messerspitze Meersalz beifügen. Durch einen Papierfilter gießen. Die lauwarme Flüssigkeit in ein Augenglas füllen (erhältlich in Drogerien und Apotheken). Die geöffneten Augen morgens und abends 2 bis 3 Minuten spülen.

Kräutertee für die kapillare Durchblutung der Augen

20 g Augentrostkraut (Euphrasiae herba), augenstärkend
20 g Ginkgoblätter (Ginko bilobae folium) durchblutungsfördernd

30 g Mäusedornwurzel (Rusci aculeati radix), zirkulationsverbessernd
20 g Honigklee (Meliloti herba), kreislauffördernd
20 g Immergrünkraut (Vincae pervincae herba), hirndurchblutungsfördernd

3mal täglich 1 Teelöffel dieser Mischung in einer Tasse mit kochend heißem Wasser anbrühen. 5 Minuten ziehen lassen, abseihen, nach Belieben mit wenig Honig süßen, schluckweise nach den Mahlzeiten trinken.

Kräuterrezept bei Grauem Star

Morgens und abends ein Augenbad machen (siehe Augenbad). Dem Bad jeweils 2 Tropfen Cineraria maritima (erhältlich in Drogerien und Apotheken) beigeben. Gleichzeitig eine Kräutertee-Kur (siehe oben) machen. Zusätzlich täglich 2 bis 3 Enzym-Dragées nehmen.

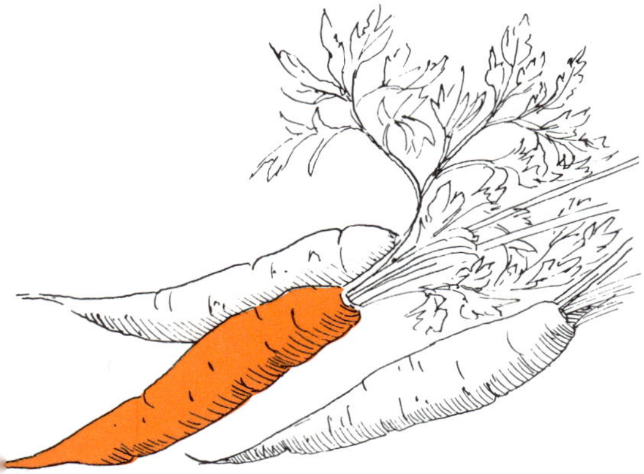

Kräuterrezept bei Grünem Star

Morgens und abends ein Augenbad machen (siehe Augenbad). Dem Bad jeweils 2 Tropfen Belladonna D 4 (erhältlich in Drogerien und Apotheken) beigeben. Gleichzeitig muß versucht werden, den natürlichen Abfluß der Augenflüssigkeit zu fördern. Dazu verwendet man folgendes HAB-Frischpflanzenrezept:

20 ml Ginkgo Tinktur (Ginkgo bilobae tinctura), durchblutungsfördernd
10 ml Immergrüntinktur (Vincae pervincae tinctura), hirndurchblutungsfördernd
10 ml Mäusedorntiktur (Busci aculeati tinctura), zirkulationsverbessernd
10 ml Misteltinktur (Visci tinctura), kreislaufregulierend

3mal täglich 15-25 Tropfen der Mischung, mit wenig Wasser verdünnt, vor dem Essen einnehmen. Nach dem Essen 3mal täglich 1 Kapsel Nachtkerzenöl (erhältlich in Apotheken und Drogerien) schlucken. Um den Augendruck zu vermindern, werden geraspelte Möhren/Karotten auf die Augen gelegt. Auch eine Kur mit Vitamin A, B und C ist heilungsförderend. Auf Kaffee gänzlich verzichten.

Diätetische Richtlinien

Bei Nachlassen der Sehkraft und bei Augenbeschwerden im allgemeinen gelten die gleichen Eßregeln wie bei verkalkten Arterien. Zu viel tierisches Eiweiß, Kaffee und Nikotin führen zu einer schlechteren Blutversorgung der Augen. Empfehlenswert ist eine mehrheitlich vegetarische Kost mit einem großen Rohkostanteil, naturbelassenes Getreide (das volle Korn), Früchte, Obst, Gemüse- und Fruchtsäfte. Zum Würzen der Speisen vor allem Gewürze (Kümmel, Pfeffer, Muskat usw.) und Kräuter (die Petersilie zum Beispiel ist reich an Vitamin A und C) verwenden.

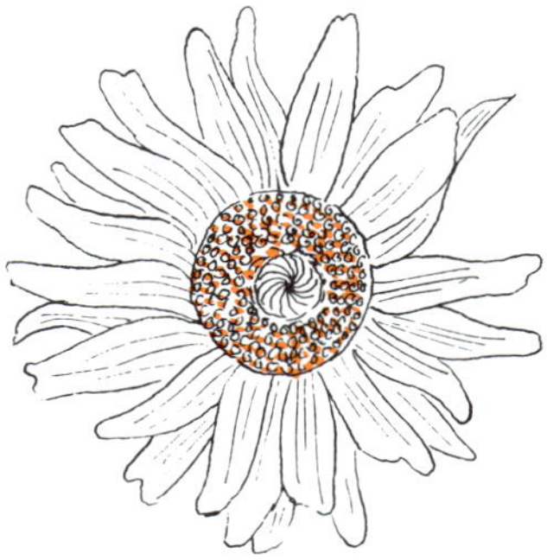

Ein gesundes Auge enthält viel Vitamin C, ein Hinweis, daß dieser Aufbaustoff für die Gesundheit des Sehorgans wichtig ist. Bei Patienten mit Grauem Star hat man herausgefunden, daß oft ein Mangel an Vitamin C besteht. Hier sind *Sanddornsaftkuren* sehr hilfreich. In der Natur kommt das Vitamin A in natürlicher Form vor, nämlich als Beta-Carotin. Der Körper wandelt diesen Stoff in Vitamin A um. Reich an Beta-Carotin sind die Möhren/Karotten. Man kann die Wurzel in *Form von Saft* zu den Mahlzeiten trinken und so einem Vitaminmangel vorbeugen. Ein Nahrungsmittel mit besonders guter Wirkung auf die Sehkraft sind *Buchweizengerichte*. Sie unterstützen die gute Durchblutung der Augen. Zum Knabbern zwischen den Mahlzeiten gibt es nichts Besseres für die Stärkung der Sehkraft als *Sonnenblumenkerne*. Sie enthalten alle für die Augen wichtigen Aufbaustoffe.

Bewegung ist Leben

Wenn wir unseren Körper zu wenig bewegen, erschlafft er und wird steiff. Wir unterdrücken mit dieser Passivität das Kreislaufsystem, was sich auch auf die Sehkraft der Augen auswirkt. Rennen, tanzen, laufen wir regelmäßig. Treiben wir Sport und Gymnastik, damit unser Körper ausreichend durchblutet wird. Vorzüglich ist, wenn wir unser tägliches Bewegungsprogramm mit Seh- und Atemübungen verbinden. Es zeigt sich, daß Menschen mit wenig Bewegung früher unter Sehschwäche leiden als aktive Menschen.

Entspannter Körper - entspannte Augen

Unser Körper sucht ständig das Gleichgewicht zwischen Aktivität und Entspannung. Schlecht für die Augen ist die ständige Spannung. Sehstörungen entstehen nicht allein durch Fehlleistungen der Hornhaut, Netzhaut und der Augenlinse. Unsere Augen haben auch Muskeln, welche die Linse einstellen. Weil sich diese Muskeln bei Streß und seelischen Problemen anspannen und verkrampfen, kann es zu einer Beeinträchtigung des Sehvermögens kommen.

Es ist für unsere Gesundheit wichtig, daß wir lernen, uns täglich zu entspannen. Wenn das Gehirn den Befehl zur Entspannung an alle Muskeln des Körpers gibt, sind die Augenmuskeln eingeschlossen. Legen wir uns täglich für 5 bis 10 Minuten an einen ruhigen Ort auf den Rücken. Beim Einatmen nehmen wir Ruhe, Frieden und Entspannung auf. Beim Ausatmen lassen wir die geistigen und körperlichen Spannungen ausströmen. Diese Atemübung rund 10mal wiederholen, während wir tiefer und tiefer einen Zustand völliger Entspannung erreichen. Weiten wir das Bewußtsein aus und beziehen wir auch unsere Augen in die Entspannung mit ein. Wir werden erleben, daß sich eine physische

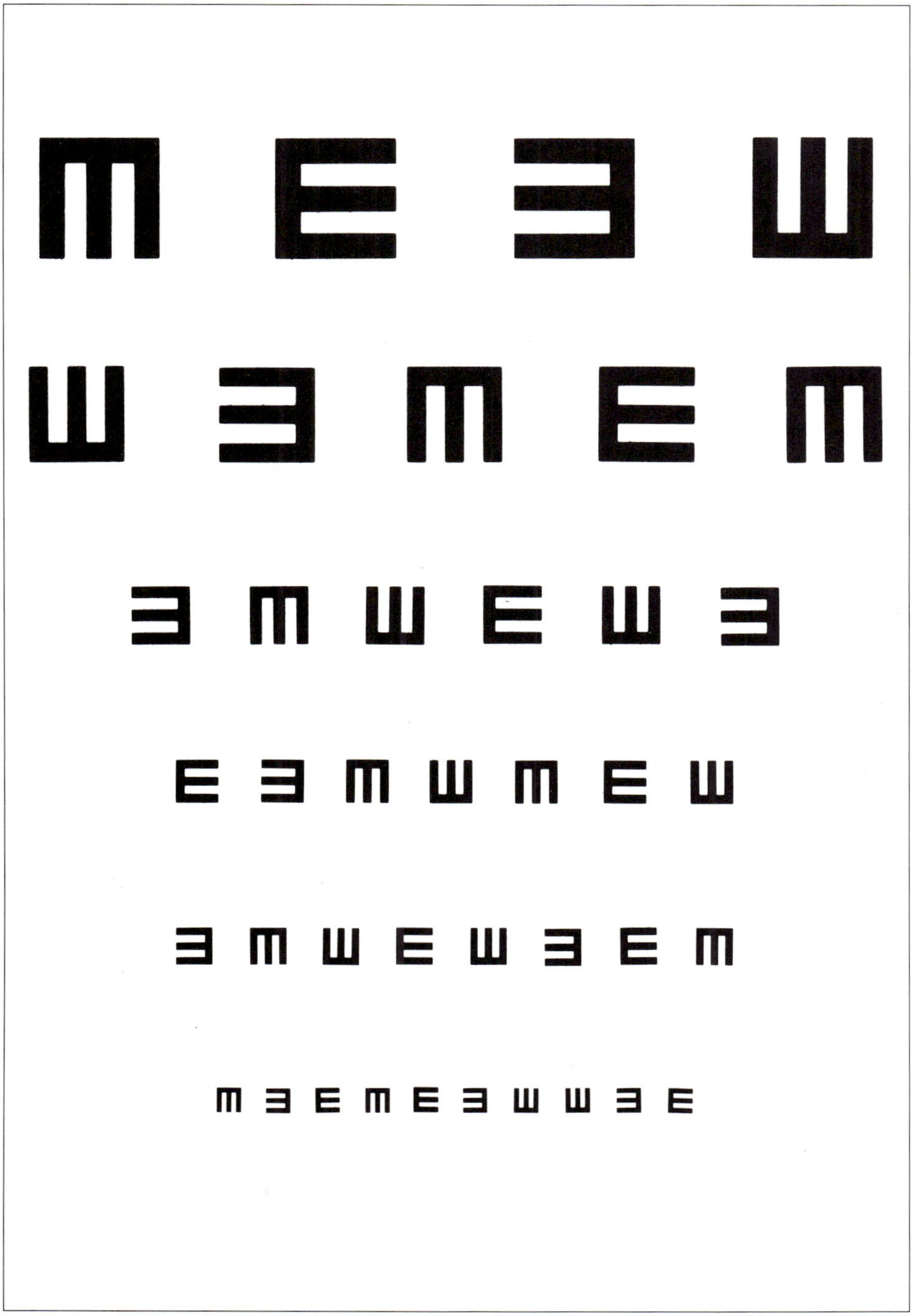

Zeichentafel auf A4 vergrößern und in einer Distanz von 5 m aufstellen.

Veränderung der Augen einstellt. Beim Einatmen bewegen sich die Augen leicht nach innen und entspannen sich, beim Ausatmen bewegen sie sich wieder leicht nach vorn. Die Augenbewegungen entspannen einesteils die Augen, andernteils aber auch die Kommunikation zwischen dem Sehorgan und dem Gehirn.

Testen Sie Ihre Sehkraft

Klar zu sehen, "durchzusehen" ist eines der größten Anliegen unserer Zeit. Was aber heißt "gut sehen". Das Problematische an unseren Augen ist, daß die Sehkraft oft schleichend nachläßt, oft wissen wir nicht einmal, wie schlecht es tatsächlich um unser Sehvermögen bestellt ist. Testen Sie zusammen mit dem Partner oder einem Mitmenschen, wer Verkehrsschilder zuerst "entziffern" kann. Den Test kann man auch mit der Zeichentafel (auf A4 vergrößern und auf einen Karton kleben) machen.

1. Die Zeichentafel senkrecht in einer Distanz von 5 m aufstellen oder an einem Möbelstück mit einem Klebstreifen fixieren. Entspannt und aufrecht auf einen Stuhl sitzen.

2. Das linke Auge mit der linken Hand verdunkeln. Versuchen, mit dem rechten Auge die Testzeichen zu erkennen. Sich merken, welche Testzeichen erkannt wurden. Anschließend die gleiche Übung mit dem rechten Auge machen.

3. Sehschärfe: Wenn man die oberste Reihe sehen kann, beträgt die Sehschärfe 50%, bei der zweiten Reihe 60%, bei der dritten Reihe 70%, bei der vierten Reihe 80%, bei der fünften Reihe 90%, bei der sechsten Reihe 100%.

4. Brillenträger machen den Test mit Brille.

5. Wenn die Sehkraft bei einem oder beiden Augen nicht 100% ist, einen Augenarzt oder Optiker aufsuchen.

6. Den Test jedes Jahr wiederholen.

7. Symptomen einer Sehstörung oder einer Augenkrankheit die nötige Aufmerksamkeit schenken und den Augenarzt aufsuchen: häufiges Augenreiben, häufiges Schließen der Augen, Augenzwinkern, Stirnrunzeln, Lichtempfindlichkeit, entzündete, juckende, gerötete Augen, Augenschmerzen, Kopfschmerzen im Stirnbereich über den Augen, Konzentrationsschwäche, übermüdete Augen, Sehen von Flecken, Punkten, Nebel oder doppeltes Sehen, verschwommenes Sehen, verändertes Aussehen der Augen, wäßrige und klebrige Sekretabsonderungen. Auch bei hohem Blutdruck, Diabetes und Arterienverkalkung ist eine Konsultation des Augenarztes angezeigt.

Ist Ihre Bauchspeicheldrüse gesund?

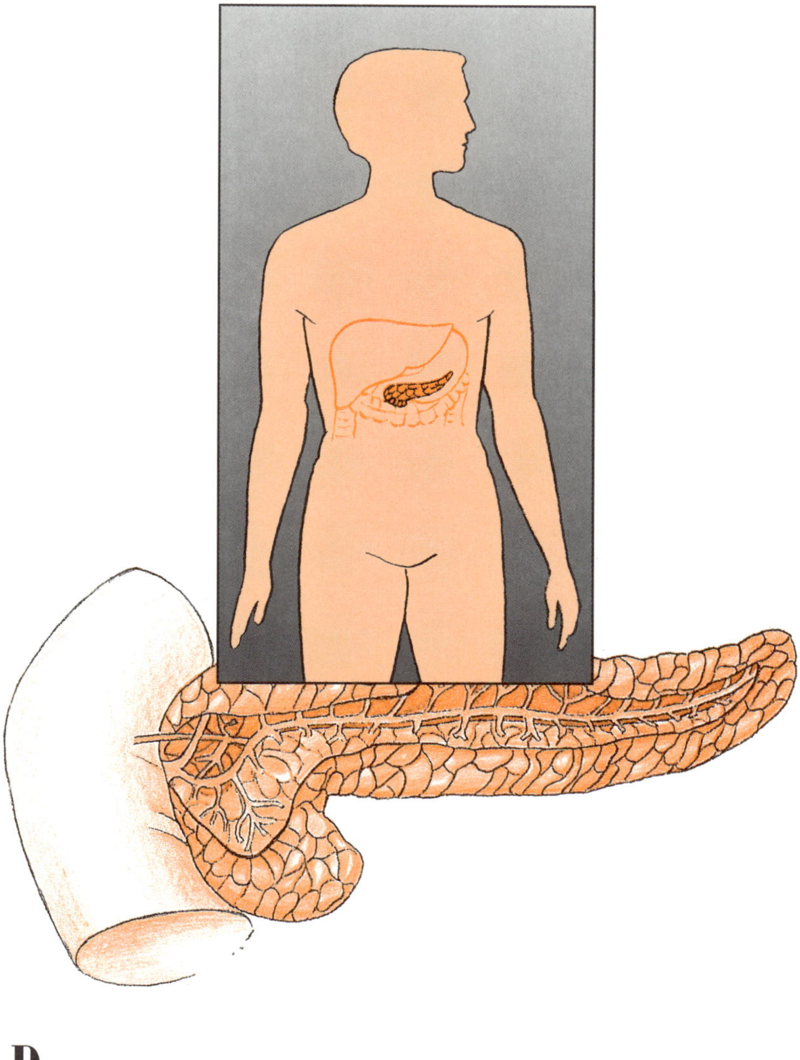

Die Bauchspeicheldrüse hat zwei Funktionen: Mit der Produktion von Verdauungssäften ermöglicht sie die Verwertung und Aufspaltung der Nahrung. Und durch die Ausscheidung der Hormone Insulin und Glucagon reguliert sie den Blutzuckerspiegel.

Die Bauchspeicheldrüse produziert Hormone und Verdauungssäfte

Die Bauchspeicheldrüse, auch Pankreas genannt, liegt im oberen Bauchraum, quer hinter dem Magen. Sie ist 80 g schwer und 20 cm lang und hat die Form eines fingerdicken Angelhakens. Zusammen mit dem Gallengang mündet die Drüse in den Zwölffingerdarm.

Die Bauchspeicheldrüse hat zwei Funktionen. Endrokin (mit innerer Sekretion) produziert sie die Hormone Insulin und Glucagon, exokrin (nach außen absondernd) täglich rund 1 bis 1 1/2 Liter Verdauungssäfte. Störungen in einer Funktion ziehen nicht selten Störungen in der anderen Funktion nach sich. Wegen der gemeinsamen Mündung mit der Galle ist eine Erkrankung von Bauchspeicheldrüse und Galle gleichzeitig recht häufig.

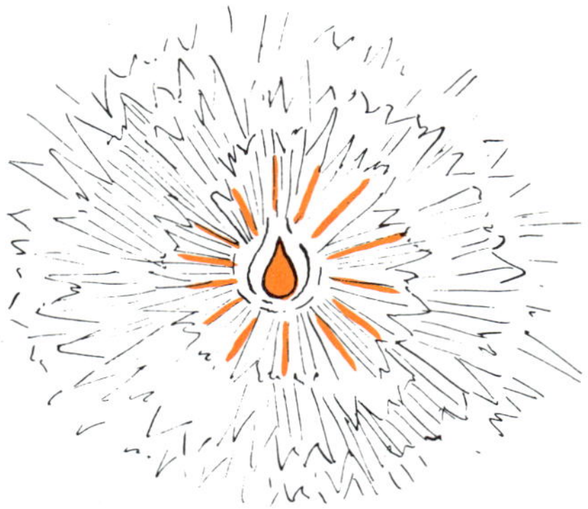

Das Hormon Insulin ist der zündende Funke in der Energieproduktion

Beim Organ Bauchspeicheldrüse zwingt sich der Vergleich mit der Kerze eines Autos förmlich auf. Zündender Funke ist das Insulin. Dieses macht es möglich, daß der Körper die verfügbare Energie durch Verbrennung nutzen kann.

Bei zu wenig Insulin ist die Verbrennung ungenügend. Zucker bleibt im Blut (Benzin) zurück. Hält dieser Zustand an und wird zur Regel, verkleben und verstopfen die Blutbahnen (Benzinleitungen).

Der Zucker ist der Hauptlieferant von Energie

Unser Organismus braucht den Zucker als wichtigsten Energielieferanten für alle Körperfunktionen. Sowohl zuviel wie zuwenig Zucker führen zu gesundheitlichen Problemen.

Ein gesunder Mensch kann den Zuckerbedarf decken, ohne daß er Süßspeisen (Backwaren, Schokolade, Bonbons usw.) ißt. Viel natürlichen Zucker enthalten beispielsweise die Früchte. Zudem können die im Getreide und in den Kartoffeln enthaltenen Kohlenhydrate vom Körper in Zucker umgewandelt werden. Wenn auch das nicht reicht, wird Eiweiß in Zucker umgewandelt.

Was bewirkt das Hormon Insulin?

Nach jeder Nahrungsaufnahme steigt der Blutzuckerspiegel. Für die Bauchspeicheldrüse ist dies der Befehl zur Insulinausschüttung: das Insulin hat die Aufgabe, den Zucker über die Blutbahnen dorthin zu transportieren, wo er augenblicklich benötigt wird, z.B. in die Muskeln. Kann nicht sämtlicher Zucker verwertet werden, speichert das Insulin ihn solange, bis er "abgerufen" wird.

Stoffwechselkranke, bei denen das Insulin gänzlich fehlt oder in zu kleinen Mengen gebildet wird, haben konstant einen zu hohen Blutzuckerspiegel. Der überflüssige Zucker muß in diesem Fall über den Urin ausgeschieden werden. Bei einer Bauchspeicheldrüsen-Unterfunktion kommt es zur Zuckerkrankheit, zu Diabetes.

Die Hormone Insulin und Glucagon regulieren den Blutzuckerspiegel

Produziert wird der Zellnährstoff Insulin von den Langerhans'schen Inseln, so benannt nach dessen Entdecker, Dr. Langerhans. Die hormonbildenden Inseln sind Ansammlungen von rund 1 Million Zellen, die über die ganze Bauchspeicheldrüse verstreut sind. Sie bilden die Hormone Insulin und Glucagon, beides Stoffe, die an das Blut abgegeben werden.

Glucagon regt die Zuckerbildung in der Leber an, was zu einer Erhöhung des Blutzuckerspiegels führt. Insulin senkt den Blutzucker. Die beiden Hormone sind also Gegenspieler, die für die notwendige Balance sorgen.

Die Verdauungssäfte werden in der Bauchspeicheldrüse produziert

Ganz nebenbei bildet die Bauchspeicheldrüse täglich 1 bis 1 1/2 Liter Verdauungssäfte, die an den Darm abgegeben werden. Der Saft enthält 20 verschiedene Enzyme, die für die Verdauung von Eiweiß, Fett und Kohlenhydraten notwendig sind. Ein kleines Beispiel: das Fett kann erst zerlegt werden, wenn aus dem Pankreas (Bauchspeicheldrüse) die fettlösenden Enzyme (Lipasen) in den Zwölffingerdarm einströmen und sich mit den Gallensäften vermischen. Wenn diese Funktion gestört ist, gerät die Verdauung aus dem Gleichgewicht. Die Folgen sind Darmstörungen wie Blähungen, Durchfall abwechselnd mit Verstopfung, Unwohlsein.

Die kranke Bauchspeicheldrüse

Häufig werden die Warnsignale der Bauchspeicheldrüse überhört, weil sie sich nicht so resolut meldet. Akute Entzündungen sind eher selten. Wenn aber, dann sind die Schmerzen so stark, daß der Betroffene von selbst rasch den Arzt aufsucht.

Das Schmerzbild der akuten und chronischen Pankreatitis ist so unterschiedlich wie irreführend. Typisch für die Krankheit sind: Schmerzen in der Oberbauchmitte, oft durchbohrend bis in den Rücken, Schmerzen in der Milz- und Nierengegend, ausstrahlend zum Herz, in die linke Schulter oder in den linken Arm, ähnlich wie bei Angina pectoris (diese vortäuschend), Erbrechen, Übelkeit, Kreislaufschwäche, Gewichtsabnahme und Harnzucker.

Bei Erkrankung der Bauchspeicheldrüse kommt es in seltenen Fällen zur Steinbildung mit Verschluß des Ausganges, zu einer Schwellung oder einem Tumor.

Jede Erkrankung des Pankreas führt zu leichten bis schweren Störungen im Zuckerstoffwechsel, was auch die Lebertätigkeit beeinträchtigt.

Warnzeichen bei Diabeteserkrankung

Die weitaus häufigste Pankreaserkrankung ist Diabetes. Man weiß, daß in Westeuropa rund 3% davon betroffen sind, wobei die Krankheit bei Frauen rund 50% häufiger ist als bei Männern. Weitere 3% leiden an Diabetes, ohne es zu wissen: die Symptome sind in diesen Fällen nicht so eindeutig, daß man ohne Abklärung auf die Zuckerkrankheit schließen kann.

Es ist zwingend, daß man Diabetes im Frühstadium behandelt, um Dauerschäden zu vermeiden. Das Risiko steigt mit jeder Lebensdekade. Unter den 60jährigen gibt es 60mal mehr Erkrankte als unter den 17jährigen.

Diabetes ist eine Zivilisationskrankheit

Wir unterscheiden 2 Formen von Diabetes. Beim ersten Krankheitsbild handelt es sich um den meist mageren jugendlichen Diabetiker - Diabetes juvenilis genannt -, dessen Bauchspeicheldrüse überhaupt kein Insulin produzieren kann. Der Betroffene muß das Insulin regelmäßig injizieren.

Wesentlich häufiger ist Diabetes mellitus, von der vor allem übergewichtige Erwachsene mit zunehmendem Alter (Altersdiabetes) betroffen sind. Ihre Bauchspeicheldrüse stellt zwar noch Insulin her, aber zu wenig, um den Zucker im Blut genügend zu verwerten. Mit wachsendem Wohlstand und der Technisierung am Arbeitsplatz und im Privathaushalt hat diese Diabetesform in den letzten Jahren alarmierend zugenommen. Der Überfluß hat seine Schattenseiten: er führt zu Bewegungsmangel und Überernährung, zum Überkonsum von Alkohol, Fett, Süßigkeiten usw. Daß diese Faktoren für Diabetes mellitus hauptverantwortlich sind, erhärtet allein schon die Tatsache, daß man diese Krankheit in unterentwickelten Ländern kaum kennt.

Die Auswirkungen von Diabetes

Der Begriff "Diabetes" geht auf griechische Ärzte zurück und bezeichnet den Durchfluß großer Flüssigkeitsmengen im menschlichen Organismus. Bei Diabetikern können es bis 4 Liter täglich sein. Dieser Flüssigkeitsverlust löst ein Durstgefühl und ein Verlangen nach Flüssigkeit aus.

Der Organismus des Diabetikers ist nicht in der Lage, die aufgenommene Nahrung richtig zu verwerten. Große Zuckermengen sammeln sich im Blut und werden mit dem Harn ausgeschieden, anstatt daß sie zur Energiegewinnung verwendet werden. Gleiches geschieht mit dem Fett, das als Nahrungsfett in Butter, Öl, Käse, Backwaren usw. enthalten ist. Auch das Fett sammelt sich im Blut und kann dem Körper nicht mehr nutzbar gemacht werden. Eiweiß aus Fleisch, Fisch und Geflügel wird in Zucker umgewandelt und nicht wie normal für den Muskelaufbau verwendet.

Eine unbehandelte Diabetes kann ernsthafte Folgen haben und zu schweren Nieren-, Herz- und Lebererkrankungen führen, vielfach auch zu Arteriosklerose, Furunkulose, Infektionen, Greisenbrand und Nervenentzündungen.

Je früher die Krankheit erkannt und behandelt wird, desto größer ist die Chance, daß man auch als Diabetiker ein relativ normales Leben führen kann.

Checkliste

	nein	vereinzelt	ja	oft
1. Haben Sie viel Durst? Trinken Sie viel Flüssigkeit? Über 2 Liter täglich?	0	2	4	8
2. Sind Sie von Heißhunger geplagt? Haben Sie immer ein Hungerfühl?	0	2	4	8
3. Liegt Ihr Körpergewicht 15% und mehr über dem Idealgewicht?	0	2	4	8
4. Konsumieren Sie viel Zucker, Süßigkeiten, Limonaden?	0	3	5	15
5. Essen Sie viel Fettprodukte, Fleisch und Wurstwaren?	0	3	5	10
6. Sind Sie oft müde, abgespannt, und dies ohne offensichtlichen Grund?	0	2	4	8
7. Sind Ihre Augen überempfindlich und häufig leicht entzündet?	0	3	3	6
8. Transpirieren Sie bei der kleinsten körperlichen Anstrengung?	0	2	3	6
9. Müssen Sie häufig Wasser lassen?	0	2	3	6
10. Zittern Ihre Finger bei ausgestrecktem Arm?	0	2	3	6
11. Neigen Sie zu Hautausschlägen, Hautjucken?	0	2	3	6
12. Heilen Ihre Wunden nach einer Verletzung schlecht aus?	0	2	4	8
13. Haben Sie Mühe, sich zu konzentrieren?	0	2	3	6
14. Haben Sie öfters Herzklopfen, einen schnellen Puls oder Bluthochdruck?	0	2	4	8
15. Leiden Sie an Muskel- und Wadenkrämpfen?	0	2	4	8
16. Leiden Sie unter Durchblutungsstörungen?	0	2	3	6
17. Sind Sie in jüngster Zeit kurzsichtig geworden?	0	2	3	6
18. Ist Ihre Haut zwischen den Zehen, Fingern oder in den Körperfalten von einem Pilz befallen?	0	2	4	8

Anzeichen von Diabetes

Anzeichen gibt es oft schon im Vorstadium der eigentlichen Diabetes, zu einem Zeitpunkt, da die Krankheit noch verhindert werden kann. Merkmale: viel Durst (ein häufiges Symptom), Heißhunger, plötzliches Schwitzen schon bei leichter körperlicher Anstrengung, häufiges Wasserlassen, ein Zittern in Fingern und Armen, Müdigkeit ohne offensichtlichen Grund, entzündliche Augen, Neigung zu Hautausschlägen, wenig Körperkraft, Konzentrationsschwäche, Herzbeschwerden, Bluthochdruck, Gewichtsverlust bei normalem Appetit, Neigung zu Hauteiterungen und Furunkeln, schlecht heilende Wunden, Juckreiz der Haut, plötzliche Kurzsichtigkeit, Muskelkrämpfe. Zwar treten diese Symptome nicht ausschließlich bei Diabetes auf, dennoch ist bei einer Häufung eine Arztkonsultation notwendig.

Es gibt auch Zuckerkranke, die völlig beschwerdefrei sind und bei denen die Krankheit rein zufällig festgestellt wird.

Urintest auf Diabetes

Die meisten Ärzte verordnen bei Verdacht auf Diabetes zuerst eine Harnuntersuchung. Es gibt verschiedene Methoden. Diese sind heute so einfach, daß der Kranke die Zuckerkontrolle sogar selber durchführen kann. Gearbeitet wird mit Teststreifen, die sich bei Zucker im Urin verfärben. Diesem Testverfahren liegen folgende Überlegungen zugrunde: wenn der Blutzuckerspiegel zu hoch ist, wird über den Urin Zucker ausgeschieden. Die Niere wirkt in diesem Falle wie ein Damm, der einen Bach zu einem kleinen See staut. Steigt der Wasserspiegel durch heftige Regenfälle über Dammniveau, sucht sich das Wasser anderweitig einen Weg. Gleiches geschieht beim Diabetiker. Wenn der Blutzucker die Marke 180 mg/100 ml Blut übersteigt, können die Nieren den Zucker nicht mehr zurückhalten. Er gelangt in den Harn. Solange der Blutzuckerwert darunter liegt, kann im Urin kein Zucker nachgewiesen werden.

Wenn der Harn Zucker enthält, so spricht dies in der Regel dafür, daß der Blutzuckerspiegel erhöht ist. Ein negativer Urinbefund andererseits ist aber noch keine Garantie für einen normalen Blutzuckerspiegel.

Bluttest auf Diabetes

Zuverlässig Aufschluß gibt in jedem Falle eine Blutprobe auf Diabetes mit Blutzuckerbelastung. Ein normaler Wert ist 1 g Zucker pro Liter Blut. Liegen die Werte bei 1,5 bis 2 g, liegt eine Diabeteserkrankung vor.

Risikofaktoren für Diabetes

Vielerorts geht man davon aus, daß bei der Zuckererkrankung die Vererbung eine wichtige Rolle spielt. Vererbt wird aber nicht die eigentliche Stoffwechselstörung, also die Krankheit selbst, sondern Verhaltensmuster, die Diabetes begünstigen. Risikofaktoren sind:

1. Eine üppige, fette, süße, denaturierte Ernährung mit viel tierischem Eiweiß.

2. Großer Alkohol- und Genußmittelkonsum.

3. Bewegungsmangel, Streß, nervlich-seelische Belastungen beeinflussen die Bauchspeicheldrüse wie auch

das Leber-Gallensystem. Im Falle von Diabetes muß man leider sagen, daß die Krankheit oft selbstverschuldet ist.

Was kann man zur Vorbeugung gegen Diabetes tun?

1. Ein natürlicher, harmonischer und nicht zu hektischer Lebensstil ist der beste Garant für eine gesunde Bauchspeicheldrüse. Wichtig ist auch der Ausgleich zwischen Anspannug und Entspannung.

2. Die Ernährung soll wenig tierisches Eiweiß enthalten. Sie soll vollwertig, zuckerarm, fettarm und ballaststoffreich sein. Dies hilft, Übergewicht abzubauen und das Idealgewicht problemlos zu halten. Nicht selten hat bei Diabetes die Gewichtsreduktion Priorität. Rund 3/4 der Diabetiker sind bei Ausbruch der Krankheit übergewichtig.

3. Zur Prävention gehört auch die Bewegung. Sie stützt die diabetische Stoffwechsellage. Bewegung senkt den Blutzucker und hilft dem Diabetiker, daß Insulin-Tabletten und Injektionen niedriger dosiert werden können. Körperliche Aktivität fördert die Wirkung des Insulins in Muskeln und Fettzellen. Menschen in Berufen, die viel körperliche Bewegung voraussetzen, leiden seltener an Diabetes.

Tee aus grünen Bohnen senkt den Blutzuckerspiegel

Der Stoffwechsel läßt sich auch mit sanfter Medizin verbessern, vor allem, wenn der Blutzucker hohe, aber noch tolerierbare Werte aufweist. Ein bewährtes Mittel ist Tee aus zerkleinerten grünen Kaffeebohnen, von dem man morgens und abends eine Tasse trinkt: 1 Teelöffel Bohnen in einer großen Tasse mit heißem Wasser überbrühen. 5 Minuten ziehen lassen. Abseihen. Ungesüßt nach den Mahlzeiten trinken.

Quark zur Prävention gegen Diabetes.

Den Quark morgens ungesüßt auf nüchternen Magen essen.

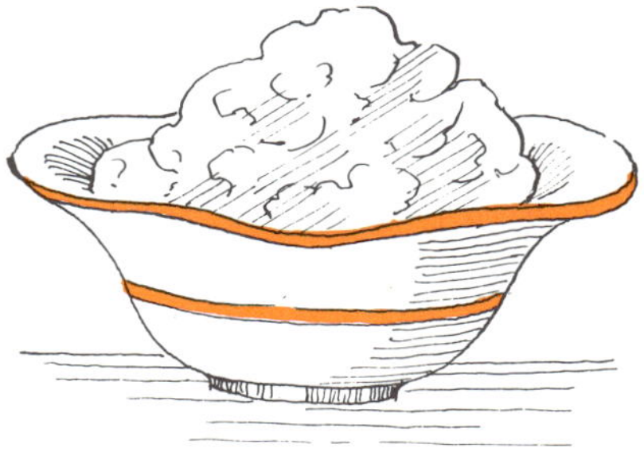

Die Topinambur: bei Diabetes und zur Prävention

Die aus Frankreich stammende Verwandte unserer Sonnenblume kennt man auch unter den Namen Erdartischocke, Erdschocke, Erdbirne oder Weißwurzel. Die Knolle hatte in unseren Breitengraden ihre Blütezeit vor der Einführung der Kartoffel. In jüngster Zeit ist die Topinambur wieder hoch im Kurs, vor allem wegen dem Wirkstoff Inulin. Auch in der Heilkunde ist die Topinambur keine Unbekannte, gilt sie doch in erster Linie als Spezialkost für Zuckerkranke. Das in der Knolle enthaltene Inulin ermöglicht es, den Fruchtzucker (Laevulose) durch Zerlegung auch für den Zuckerkranken nutzbar zu machen. Die Blutzuckerwerte sinken. Im

Gegensatz zum verabreichten Insulin, das die Absonderung aus der Bauchspeicheldrüse von außen anregt, führt das Inulin zur verstärkten eigenen Insulinproduktion. Das Inulin kann das Insulin zwar nicht ersetzen, jedoch zur Kräftigung der Bauchspeicheldrüse und ihrer Funktionen beitragen.

Die Topinambur kann roh oder gekocht gegessen werden. Gekocht hat sie einen der Artischocke ähnlichen Geschmack. Roh läßt sie sich schwer einordnen: einmal erinnert sie an eine Haselnuß, dann wieder an ein Salatherz. Die Wirkstoffe und der Geschmack bleiben beim Garen am besten erhalten, wenn man das Wurzelgemüse im eigenen Saft dünstet.

Nebst der Knolle sind im Handel auch Topinambur-Preßsaft (3mal täglich vor den Mahlzeiten ein Glas schluckweise trinken) und Topinambur-Tinkturen (3mal täglich vor den Mahlzeiten 15-25 Tropfen, mit wenig Wasser verdünnt, einnehmen) erhältlich.

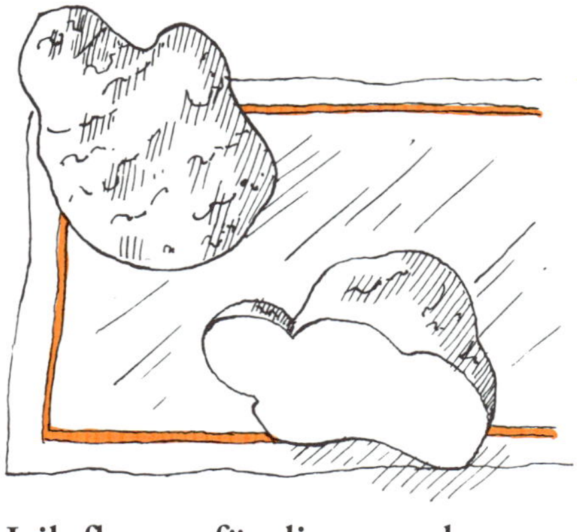

Heilpflanzen für die gesunde Funktion der Bauchspeicheldrüse

Bei Diabetes wird auch der Arzt als erstes versuchen, mit einer angepassten, veränderten Ernährung den Zuckerspiegel des Patienten auf ein normales Niveau zu senken. Eine gute, unterstützende Wirkung (vor allem bei Altersdiabetes) haben Tees und Tropfen aus Heilpflanzen. Eine Kur von 3 bis 6 Wochen verfolgt das Ziel, die Produktion des Insulins auf natürliche Art anzuregen. Erst wenn diese Maßnamen nicht den gewünschten Erfolg zeigen, sind Tabletten oder Injektionen unumgänglich.

Kräutertee

15 g Kardobenediktenkraut (Carduibenedicti herba)
5 g Enzinanwurzel (Gentianae radix)
10 g Geißrautenkraut (Galegae herba)
30g Bohnenschale (Phaseoli fructus)
20 g Heidelbeerblätter (Myrtilli folia)

3mal täglich 1 Teelöffel dieser Teemischung mit kochend heißem Wasser anbrühen. 5 Minuten ziehen lassen, abseihen, ungesüßt nach den Mahlzeiten schluckweise trinken.

Das Kardobenediktenkraut (Cnicus benedictus) ist ein Korbblütler, den Disteln (Carduus) nahe verwandt. Das Kraut stammt aus den Mittelmeerländern und wird bei uns in Kräutergärten angebaut. Für Heilzwecke wird das ganze Kraut (Cardui benedicti herba) verwendet. Die Droge enthält einen hohen Anteil des Bitterstoffs Knizin. Dieser besitzt die Fähigkeit, die Funktion der Bauchspeicheldrüse und des Leber-Gallensystems anzuregen, was zu einer besseren Insulin-Ausschüttung des Pankreas führt.

Die gelbe Enzianwurzel (Gentiana lutea) ist eine Droge (Amara) mit einem sehr hohen Bitterwert.

Die Bitterstoffe der Wurzel (Gentianae radix) regen die Produktion von Insulin und Glucagon an.

Das Geißrautenkraut (Galega officinalis) ist ein Schmetterlingsblüter, der in Süd- und Osteuropa beheimatet ist. Bei uns wird die Pflanze in Kräutergärten angebaut. Sie besitzt die Wirkstoffe Guanidinderivate und Flavonglycoside, die in richtiger Dosierung antidiabetisch wirken. In der Diabetes-Prävention wird das Kraut Galegae herba mit andern Kräutern gemischt.

Als *Bohnenschale* (Phaseolus vulgaris) wird die von den Früchten befreite ausgereifte Hülse bezeichnet. Sie enthält einen wertvollen Arzneistoff, die Guandidinaminovalerian-Säure, der die Bauchspeicheldrüse anregt. Die Säure hat blutzuckersenkende Eigenschaften und unterstützt die Behandlung von Diabetes.

Auch *die Heidelbeerblätter* (Vaccinium myrtillus) werden als blutzuckersenkende Droge eingestuft. Antidiabetische Wirkstoffe sind die Flavone, Gerbstoffe, Arbutin und Glykoside. Die Blätter (Myrtilli folia) werden zur Blütezeit im Mai bis Juni gesammelt, im Schatten rasch getrocknet und alsdann für Teemischungen verwendet.

HAB-Frischpflanzentropfen

10 ml Misteltinktur (Visci tinctura)
10 ml Löwenzahntinktur
(Taraxaci tinctura)
10 ml Mariendisteltinktur
(Cardui mariae)
10 ml Erdrauchtinktur
(Fumariae tinctura)

3mal täglich 15-25 Tropfen der Mischung, mit wenig Wasser verdünnt, einnehmen.

Coutera-Copalchi -Tropfen bei Diabetes

Bei leichter Diabetes und bei Altersdiabetes empfehlen sich nebst der Diät Coutera-Copalchi-Tropfen. Wichtig: Es braucht während der Kur eine ständige Kontrolle durch den Arzt. Die blutzuckersenkenden Tropfen werden aus der Rinde des Busches Coutera latifolia, einem Krappgewächs, das in Mexiko und Kolumbien heimisch ist, hergestellt. An verschiedenen Kliniken wurde diese "Eingeborenenmedizin" unter die Lupe genommen und getestet. Untersuchungen haben insbesondere die gute Wirkung bei Alterszucker bestätigt. Die mit dem Urin ausgeschiedene Zuckermenge ging zurück, und es konnte eine Besserung des subjektiven Befindens festgestellt werden. Diabetische Begleitkrankheiten wie Furunkulose und Juckreiz heilten aus. Schwächezustände, Müdigkeit und Abgeschlagenheit sowie nervöse Unruhe wurden günstig beeinflußt.

Man beginnt die Kur mit 3mal täglich 50 Tropfen (mit wenig Wasser verdünnt vor dem Essen einnehmen). Nach der ersten Woche auf 3mal täglich 30-40 Tropfen reduzieren. Diätvorschriften sind einzuhalten. Die Blutzuckerwerte sind vom Arzt periodisch zu überprüfen, damit verordnete Medikamente reduziert werden können.

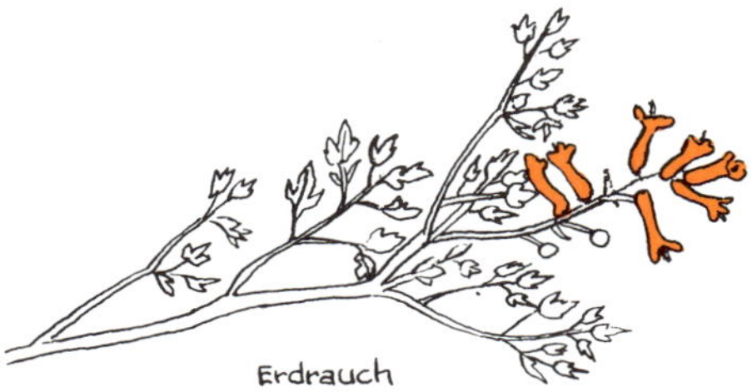

Erdrauch

Auswertung der Punktezahl

0-20 Punkte: Obwohl Sie einige Punkte gesammelt haben, ist Ihre Bauchspeicheldrüse gesund und leistungsfähig. Gehen Sie die Checkliste nochmals durch. Bestimmt läßt sich die eine oder andere Schwachstelle beheben.

21-40 Punkte: Nehmen Sie die Warnsignale Ihres Körpers ernst, obwohl Sie mit größter Wahrscheinlicht nicht an Diabetes leiden. Gehen Sie die Fragen abermals durch. Prüfen Sie kritisch, was Sie im Alltag für die Gesundheit Ihrer Bauchspeicheldrüse tun können. Wenn Ihnen diese kleinen Korrekturen gelingen, dürfen Sie getrost in die Zukunft blicken.

41-60 Punkte: Ihre Bauchspeicheldrüse ist in Gefahr. Es kann durchaus sein, daß Sie gefährdet sind, an Diabetes zu erkranken. Lassen Sie die Blutzuckerwerte vom Arzt kontrollieren. Ergreifen Sie Maßnahmen, damit Ihre Bauchspeicheldrüse regenerieren kann: Ernährung, Bewegung usw.

Über 61 Punkte: Vermutlich leiden Sie an Diabetes. Lassen Sie die Blutzuckerwerte vom Arzt kontrollieren. Halten Sie sich strikte an die Empfehlungen, auch wenn der Test negativ ausfallen sollte. Sie dürfen Ihre Bauchspeicheldrüse nicht zusätzlich gefährden.

Wie gesund ist Ihr Darm?

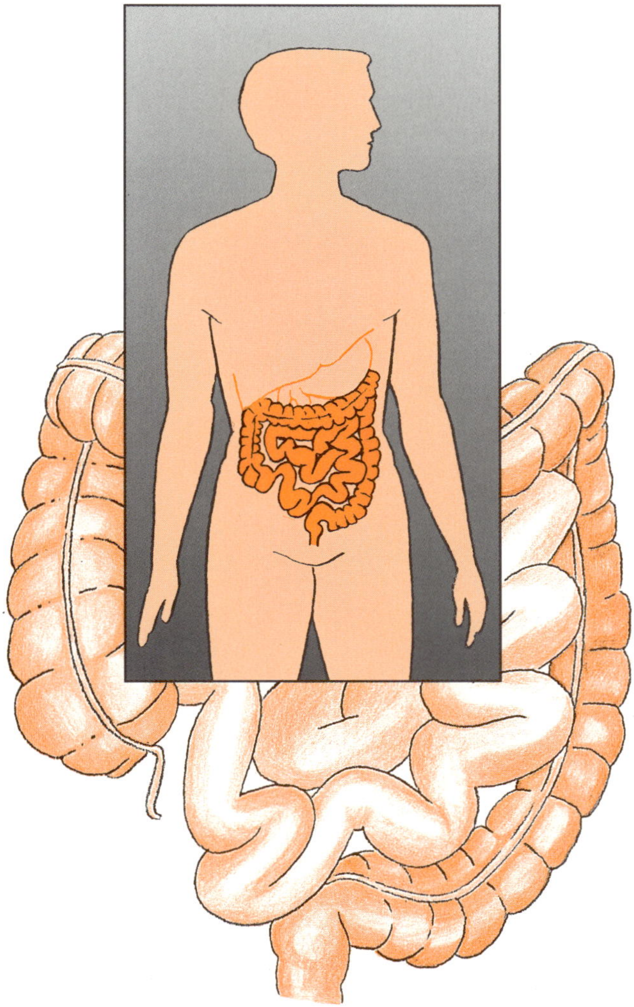

Der Darm, Drehscheibe unserer Verdauung: hier werden die Nährstoffe an den Blutkreislauf abgegeben und die Abfallprodukte der Ausscheidung zugeführt. Für ein intaktes körperliches Abwehrsystem braucht es einen gesunden Darm: er ist das größte und leistungsfähigste Immunsystem.

Die Funktion von Dünn- und Dickdarm.

Der Darm ist eingebettet in der Bauchregion. Daß ein gesunder Darm für unsere Gesundheit und unser Wohlbefinden wichtig ist, lehrt uns die Naturheilkunde nicht erst in unseren Tagen. Der römisch Schriftsteller Plinius der Ältere stellte fest: "Es ist der Bauch, für dessen Befriedigung die meisten Menschen arbeiten. Es ist aber auch der Bauch, der für die Menschen die meisten Leiden bringt." "Hör auf zu schlemmen", sagt Shakespeare; "wisse, daß das Grab dir dreimal breiter gähnt als anderen Menschen". Vom berühmten englischen Chirurgen Sir Lane stammt die Aussage: "Ein vernachlässigter Darm kann zu Recht als eigentliche Brutstätte angesehen werden. Sie hat der Menschheit mehr Unheil und Leid gebracht als irgendeine andere Quelle." "Der Mund ist die Pforte des Todes", sagen die Araber. Und ein Sprichwort, das bei uns bereits im Mittelalter verbreitet war, braucht nicht weiter kommentiert zu werden: "Der Tod sitzt im Darm"!

Dünndarm und Dickdarm bilden einen langen Verdauungsschlauch

Der Darm ist der längste Teil des menschlichen Verdauungsapparates. Dünndarm und Dickdarm messen zusammen rund 8 Meter. Daraus wird deutlich, welche wichtige Rolle sie bei der Verdauung spielen. Der Darm transportiert die Speisen nicht nur in Richtung Ausscheidung, sondern er ist auch größtenteils für die Verwertung verantwortlich, nachdem die Nahrung im Magen vorbereitet worden ist.

Der Dünndarm ist die Drehscheibe der Verwertung

Direkt an den Magenpförtner schließt der Dünndarm an, der sich in den Zwölffingerdarm, den Leerdarm und den Krummdarm gliedert. Würde man den Dünndarm ausbreiten, hätte er eine Länge von rund 5 Metern. Seine Wand besteht aus drei Schichten: der Schleimhaut als innerste Schicht, der Muskelschicht, verantwortlich für die Kontraktion des Darmes, und dem Bauchfellüberzug.

Die Zotten der Dünndarmschleimhaut vergrößern die Oberfläche der Darmwand um ein Vielfaches. Dies ist notwendig, damit die Grundbestandteile der Nahrung aufgenommen werden können. Die mit Magensaft durchmischte Nahrung erreicht den Dünndarm in Breiform. Die Nahrung wird im Zwölffingerdarm mit verschiedenen verdauungsaktiven Substanzen, der Galle, durchmischt. Sie helfen, die Nahrung in ihre Grundbestandteile zu zerlegen. Nur in dieser Form kann die Schleimhaut des Dünndarms die wichtigen Nahrungsbestandteile aufnehmen, an die Blutbahn abgeben und zur Leber befördern. Was vom Speisebrei zurückbleibt, es sind mehrheitlich unverdauliche Speisereste, wird in rhythmischen, wellenartigen Bewegungen - man nennt diese Bewegungen Darmperistaltik - vom Dünndarm in den Dickdarm transportiert.

Die Funktion des Dickdarms

Der Dickdarm ist für den Transport des Ballasts in die sackförmige Erweiterung des Mastdarmes vor dem After, der sogenannten Ampulle, verantwortlich. Seine zweite Aufgabe besteht darin, den Brei durch Entzug von Wasser zu Kot einzudicken. Dies rechtfertigt denn auch seine Länge von rund 1,5 Metern.

Das Gleichgewicht im Dickdarm

Normalerweise arbeitet der Verdauungstrakt einwandfrei, ohne daß wir uns dessen überhaupt bewußt werden. Dafür verantwortlich ist ein feines Wechselspiel zahlreicher regulierender und ausgleichender Vorgänge:

- Das neurovegetative System lenkt unter anderem die Peristaltik (Darmbewegung) über zahlreiche kleine Nervenzentren und sorgt damit für eine angemessene Beförderungsgeschwindigkeit des Speisebreis.

- Ein anderes Gleichgewicht ist jenes der Bakterien - derDarmflora-, die im Dickdarm angesiedelt sind. Die Bakterien sind keine Krankheitserreger, sondern erfüllen wichtige Funktionen. So greifen sie zum Beispiel die Zellulose der pflanzlichen Nahrungsbestandteile an, die von den Verdauungssäften nicht aufgeschlossen werden können. Die Bakterien bilden ebenfalls das lebenswichtige Vitamin K, das für die Blutgerinnung notwendig ist. Ausserdem schützen sie den Darm vor dem Überhandnehmen "fremder" Mikroorganismen.

- Ein Gleichgewicht besteht auch zwischen Mineralsalzen und Wasser. Die Salze haben die Fähigkeit, Flüssigkeit zu binden. Die Darmschleimhaut absorbiert nicht nur Salze, sondern auch eine gewisse Wassermenge. Bei schlechter Absorption bleiben Wasser und Salze im Darm zurück. Ein Mißverhältnis hat Auswirkungen auf den gesamten Verdauungsapparat. Es kommt zu Störungen wie Darmträgheit, Verstopfung usw. Es wäre aber falsch, den Dickdarm als Einzelorgan für die Darmträgheit verantwortlich zu machen. Er führt kein Eigenleben im Körper, sondern ist vielmehr Teil des Verdauungssystems.

Die Dramträgheit ist das Grundübel vieler Krankheiten

Unter Darmträgheit (Enteropathie) versteht man nicht nur eine Verstopfung (Obstipation), die eine Funktionsstörung des Dickdarms ist, sondern auch die "Dünndarmträgheit". Seltsamerweise ist in den neuesten Lehrbüchern der inneren Medizin darüber kein Wort zu finden. Trotz Fortschritt in der Röntgenologie (Computer- und Kernspin-Tomographie) und der Enteroskopie werden Organverlagerungen im Bauchraum, groteske Senkungen der Baucheingeweide, Darmerweiterungen und Erschlaffungen, krampfhafte Darmbeschwerden, schwere Blähungen usw. bestenfalls als harmlose Funktionsstörungen oder als zu vernachlässigende Begleitzustände gewertet.

Der Darm - wichtiger Teil unseres Abwehrsystems

Der Darm ist nicht nur das Organ mit der größten Oberfläche, sondern auch das größte und leistungsfähigste Immunsystem des Körpers und damit für die Gesundheit außerordentlich wichtig. Das "Immunorgan" Darm kann nur bei einer intakten Darmflora und umgekehrt gesund und leistungsfähig sein. Kranksein, Krankheit ist immer die Summe von

Fehlern, seien dies nun Übertretungen oder Nichtbeachtung physiologischer Gesetzmäßigkeiten bei der Ernährung respektive den Verdauungsvorgängen.

Eine falsche Ernährung überfordert und ermüdet den Verdauungsapparat und den ganzen Menschen. Der menschliche Verdauungstrakt kann mit dem Wurzelsystem einer Pflanze verglichen werden, das die lebensnotwendigen Stoffe aus der Erde resorbiert. Was bei der Pflanze die Wurzeln, sind beim Menschen die Dünndarmzotten, die den Nahrungsbrei (Erde) aufnehmen. Würde man den Darminhalt des Menschen unter die Lupe nehmen, käme man vielfach zum Schluß, daß viele von uns nicht die besten Gärtner sind, wenn es um die eigene Gesundheit geht.

Die Gesundheit beginnt bei der Nahrungsaufnahme

Der Mund muß nicht Pforte der Krankheit sein. Wir entscheiden, was wir über den Mund in den Organismus schicken.

Es gibt 6 Ernährungsfehler, die eine Dünndarmträgheit und ihre zahlreichen Folgekrankheiten fördern:

1. Die Art, wie wir essen = zu schnell
2. Die Nahrungsmenge = zuviel
3. Die Anzahl Mahlzeiten = zu oft
4. Die Essenszeiten = unregelmäßig
5. Die psychophysische Situation, d.h. wie wir essen = zu hastig und verspannt
6. Die Nahrung, d.h. was wir essen = belastete, denaturierte, vergiftete Speisen.

Wer zu schnell ißt, der ißt meistens auch zuviel und nicht selten zu oft. Wer zu schnell und zu hastig ißt,

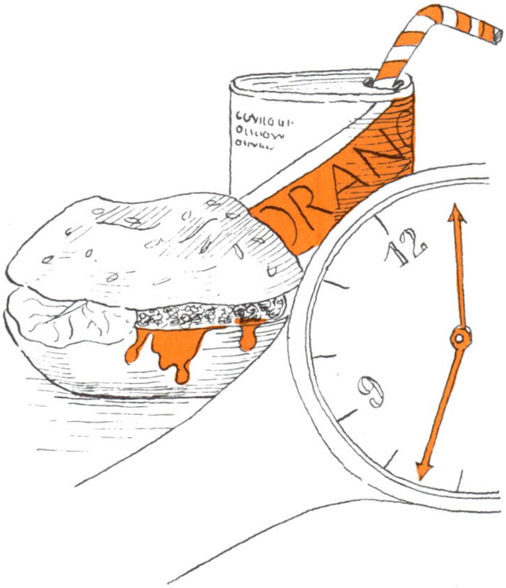

der kaut die Nahrung schlecht. Eine schlechte Kauarbeit kann von den nachfolgenden Stationen - Magen - Dünndarm - Bauchspeicheldrüse - Galle - nicht mehr aufgeholt werden. Wer die Vorverdauung im Gaumen vernachlässigt, der schwächt seinen Verdauungsapparat bereits in der Vorstufe, denn: "gut gekaut, ist halb verdaut".

Wichtig ist auch, daß man nur dann ißt, wenn man Hunger verspürt. Sobald sich ein Sättigungsgefühl einstellt, keinesfalls weiteressen. Das unkontrollierte, viele Essen schwächt den ganzen Organismus. Unsere Stoffwechselorgane können große Mengen Nahrungsmittel nicht verarbeiten, sie erlahmen.

Bezüglich Zeitpunkt der Nahrungsaufnahme hat die im Volksmund verbreitete Regel auch heute noch Gültigkeit: "Am Morgen esse wie ein König, am Mittag wie ein Bürger und am Abend wie ein Bettler". In Japan sagt man: "Das Frühstück bereite deinen Freunden, das Abendessen deinen Feinden." Wer das Abendessen zur Hauptmahlzeit macht, arbeitet gegen seine Gesundheit, denn der menschliche Verdauungsapparat ist am Abend am schwächsten. Zu später Stunde eingenommene Nahrung belastet den Organismus, da sie nicht mehr genügend verarbeitet werden kann. Es kommt zu Giftansammlungen, die letztendlich ins Blut übergehen und den Körper schädigen. Man schläft schlecht und erwacht morgens unausgeruht. Nicht selten kommt es zu Mund- und Hautgeruch, belegter Zunge und anderen Störungen.

Genauso wichtig wie die Nahrung ist das Umfeld und die Atmosphäre. Die beste Nahrung verliert an Wert, wenn sie in verspanntem, verkrampftem Zustand eingenommen wird. Der Eßraum darf nicht zum Abfütterungslokal verkommen.

Die Industrienahrung - Feind unserer Gesundheit

Raffinierter Zucker, Auszugsmehle, gehärtete Fette und daraus hergestellte Produkte führen zu verheerendengesundheitlichen Langzeitschäden. Sie sind hauptverantwortlich für Zivilisationskrankheiten. Zu erwähnen sind Diabetes, Gicht, Übergewicht, Bluthochdruck, Infektanfälligkeit, Herzkrankheiten, Rheuma, Krebs usw. Die Fehlernährung steht in direktem Zusammenhang mit den explosionsartig zunehmenden Krankheiten des Verdauungsapparates. Ärzte und Patienten sind zwar aufgewacht: mit der konsequenten Umstellung auf eine gesunde Ernährung tun sich aber leider noch allzu viele schwer. Industriekost, der Inbegriff moderner Ernährung, kann nicht gesund sein: Nebst denaturierten Grundstoffen (Mehl, Zucker, Fett) sind die Lebensmittel belastet mit Farbstoffen, Konservierungsstoffen, Stabilisatoren, Emulgatoren, Aromastoffen, Düngemitteln, Pestiziden usw. Eine solche Nahrung treibt vor allem im Darm ihr Unwesen. Für einen gesunden Darm braucht es eine gesunde Ernährung.

Eine ungenügende Ausscheidung schwächt den Verdauungsapparat

Naturwidrige Eßgewohnheiten und falsche Nahrungsmittel überfordern die Verdauungsorgane. Der Dünndarm ist überlastet, er erschlafft und entzündet sich. Es kommt zu Gärungen, und diese sind die Ursache von Blähungen. Die Folge sind ballonartige Gasauftreibungen im Bauchraum. Dehnt sich die Fäulnis aus, wird der Darm durch Kotrückstände zusätzlich belastet. Wir sprechen von einem schlaffen Kotbauch. Bei häufiger Gärung und Fäulnis sammeln sich Zersetzungsprodukte und Giftstoffe, die mit der Zeit zu einer krankhaften Veränderung der Darmflora und zu einer direkten Reizung und Entzündung des Darms führen.

Antibiotika schädigen den Darm

Wenn es im Darm als Folge falscher Eßgewohnheiten und Ernährung zu einer Entzündung kommt, verschreibt der Arzt in den meisten Fällen Antibiotika. Das Medikament vernichtet zwar die krankmachenden Fäulnisbakterien, schädigt und dezimiert aber leider auch die gesunde Bakterienflora im Darm, die aus Milliarden nützlicher Bakterien besteht. Der Körper kann sich von einer Antibiotika-Behandlung häufig nur schwer erholen. Der Darmtrakt wird zum Dauerpatienten. Es gibt nur einen Weg: man muß im Darm wieder gesunde Verhältnisse schaffen, d.h. das Bakterienmilieu muß sich erholen können und die Entzündung muß behandelt werden. Therapeutisch geschieht dies, indem man dem Patienten künstliche, gesunde Darmbakterien, auf Milchzucker gezüchtet, kurmäßig solange verabreicht, bis sich der Darm erholt hat.

Auch eine *Hefekur* ist in der Lage, eine gesunde Darmflora aufzubauen. Hefe hat die Eigenschaft, schädliche Bakterien zu absorbieren und das Wachstum der Bifidus-Bakterien zu fördern. Man nimmt 3mal täglich eine Bierhefe-Tablette jeweils mit der Mahlzeit ein. Den Heilungsprozeß kann man zusätzlich mit Molke (erhältlich in Apotheken, Drogerien/Reformhäusern) unterstützen.

Unsere Nahrung ist für den Darm eine permanente Bedrohung

Auch wenn man überzeugt ist, noch nie Antibiotika geschluckt zu haben, ist man dennoch nicht gegen alle krankmachenden Substanzen gefeit. Mit der Nahrung nehmen wir täglich bewußt und unbewußt toxische Substanzen zu uns. Man denke nur an das Fleisch von Tieren, die mit Hormonen, Antibiotika, Tranquilizern und ähnlichen Substanzen groß geworden sind. Auch sie können die biologische Bakterienflora im Darm stören.

Folgen einer gestörten Bakterienflora

Die Darmflora hat außer der Aufbereitung der Nahrung weitere wichtige Funktionen zu erfüllen. Sie ist Teil des körpereigenen Abwehrsystems, das bei Reduktion oder Vernichtung der im Darm so nützlichen Bakterien empfindlich gestört und geschwächt wird. Geschädigte Darmbakterien entarten und werden bösartig. Sie scheiden hochgiftige Stoffwechselsubstanzen aus (Indol und Scatol), die den Darmkrebs fördern.

Die biologische Bakterienflora gehört zu jenen Mikroorganismen, die mit dem Menschen eine Symbiose, ein Zusammenleben zum gegenseitigen Nutzen eingegangen sind. Lange bevor das körpereigene Abwehrsystem in Aktion tritt, wehren sie bereits gefährliche Keime ab, die mit der Nahrung in den Kör-

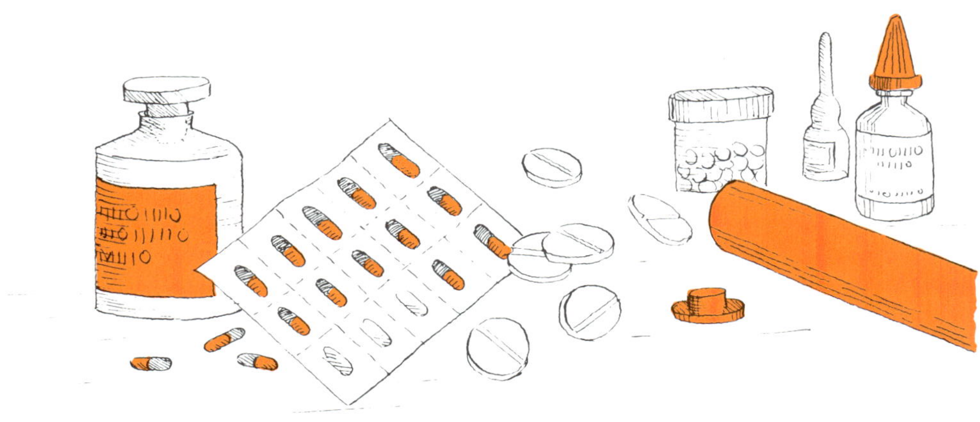

per gelangen. Befinden sie sich im Gleichgewicht, kommt es weder zu Durchfall noch zu einer Infektion. Die Abwehrkraft des Organismus hängt weitgehend davon ab, wie die im Darm angesiedelten nützlichen Bakterien mit den eingedrungenen fremden Mikroorganismen fertig werden.

Vorsicht mit Abführmitteln

Abführmittel schädigen den Darm. Zu schnell und zu häufig wird bei der kleinsten Unpäßlichkeit zu einem Abführmittel gegriffen. Die meisten Mittel regen nicht nur die Darmperistaltik an, sondern reizen auch bewußt - damit der Erfolg sicher ist - die Darmschleimhaut. Das Abführmittel erzeugt so etwas wie einen Darmkatarrh, um der Verstopfung "effizient" zu Leibe zu rücken. Bei ständiger Einnahme kommt es zu Mangelerscheinungen: Durch den Kaliumverlust fällt die Muskulatur des Darmes zusammen. Der Patient muß laufend stärkere und größere Dosen schlucken, damit sich der Darm bewegt. Hier beginnt der Teufelskreis! Durch die ständige Darmreizung entgleist der Elektrolythaushalt (Mineralstoffhaushalt). Dem Körper wird Flüssigkeit entzogen, die er für die Zell- und Muskeltätigkeit braucht. Die Darmmuskulatur erschlafft gänzlich.

Man meide starke chemische Medikamente mit Phenolphthalein-Wirkstoffen, Sennesblätterextrakten, Aloeextrakten. Auch die Einnahme von Schwedentrunk (enthält Sennesblätter, Aloe und Kampfer) ist über längere Zeit schädlich, obwohl dieses Mittel vielerorts geradezu verherrlicht wird.

Die Folgen einer Verstopfung

Rund die Hälfte aller Frauen und ein Drittel der Männer leiden in der zivilisierten Welt an Verstopfung. Viele Betroffene akzeptieren diese Unterfunktion des Darmes als notwendiges Übel. Das muß nicht sein. Wenn man die Funktion des Darmes kennt, ist man in der Lage, auch bei einer Verstopfung das Richtige zu tun. Wir wissen, daß Nahrungsmittel, die längere Zeit der Wärme ausgesetzt sind, verderben. Im Verdauungsbereich unsers Körpers, insbesondere im Darm, ist es warm und feucht. In diesem Milieu vermehren sich nicht nur die biologischen, also die nützlichen Darmbakterien. Auch Fäulnis- und Gärungserreger haben hier ideale Lebensbedingungen, besonders wenn bei einer Stuhlverstopfung der Speisebrei zu lange im Darm bleibt. Es bilden sich Eiweißzersetzungsprodukte und Gärungsalkohol. Gelangen sie über das Blut in den Körper, können sie Leber, Niere, Gallenblase, Magen, Bauchspeicheldrüse, Herz, Gehirn und auch den Darm schädigen. Wer also an Verstopfung leidet, sollte sich ernsthaft damit auseinandersetzen, wie er sich von seinem Leiden befreien kann, und zwar ohne reizende Mittel.

Die Begleitsymptome einer Verstopfung

Häufig klagt der an chronischer Darmträgheit Leidende über Druck oder krampfartige Schmerzen im Darmbereich, Unwohlsein, Übelkeit, Völlegefühl, Appetitlosigkeit, Kopfschmerzen, belegte Zunge, Mundgeruch, Arbeitsunlust, Druck und

Schwere im Leib, Blähungen, Schlaflosigkeit, gestörtes Allgemeinbefinden, Hautunreinheiten, Akne usw. Wenn die Verstopfung behoben ist, verschwinden meistens auch die Begleitsymptome.

Erste Maßnahmen bei Verstopfung

Mögliche Ursachen einer chronischen Verstopfung sind: Unterdrückung des Stuhlgangs, schlechte Eßgewohnheiten, unregelmäßige Essenszeiten, mangelnde körperliche Bewegung, Medikamente. Auch chronischer Magenkatarrh - Gastritis, Störungen in Leber- und Gallentätigkeit, Verkrampfungen, zu wenig Flüssigkeitszufuhr usw. können dafür verantwortlich sein.

Oberstes Gebot: man gewöhne sich an eine geregelte Darmentleerung (immer zur gleichen Zeit) und unterdrücke den Stuhlgang nicht. Die Ernährung wird auf überwiegend pflanzliche Kost umgestellt: viel Gemüse, Salate, Rohkost, Obst, Früchte, Säfte. Täglich 10-20 g (ein gehäufter Eßlöffel) Weizenkleie, mit Joghurt oder Quark vermischt, einnehmen. Viel Flüssigkeit (Tee, Mineralwasser, Frucht- und Obstsäfte). Morgens nüchtern ein Glas Mineralwasser langsam trinken - nicht hinunterstürzen. Die Prinzipien einer vollwertigen Ernährung beachten.

Bei sehr trockenem Stuhl nimmt man 3mal täglich vor dem Essen je *1 Lebertran- und 1 Weizenkeimölkapsel.*

Sollte trotz dieser Maßnahmen die Verstopfung nicht verschwinden, unterstütze man die Darmentleerung mit unschädlichen sanften Hausmitteln.

Bewährte Hausmittel bei Verstopfung

- Ein uraltes Hausmittel sind *getrocknete Pflaumen, Zwetschgen oder Feigen.* Abends 2 bis 3 Früchte in Wasser einlegen und am darauffolgenden Morgen samt Wasser essen. Auch Feigensirup (erhältlich in Drogerien und Apotheken) hat die gleiche Wirkung.
- Ein besonders mildes Abführmittel ist *pulverisierter Milchzucker:* 3mal täglich 1 gestrichenen Teelöffel, in Wasser gelöst, trinken. Gleich verfährt man mit Glaubersalz (sehr unangenehm, da bitter) und Heilerde.
- Bei Kindern versuche man es *mit einer mit Honig bestrichenen Apfelscheibe.*
- Tagsüber im Stundentakt *1 Gabel voll rohes Sauerkraut* essen oder *einen Schluck Sauerkrautsaft* trinken. - Wissenschaftliche Studien belegen die günstige Wirkung von Sauerkrautsaft auf die Darmflora. Untersuchungen im Hygiene-Institut der Universität Gießen haben gezeigt, daß die im Sauerkraut mit rund 1,5% enthaltene Milchsäure in erster Linie für die Normalisierung der Darmflora verantwortlich ist. Krankmachende Bakterien werden durch den Sauerkrautsaft bereits nach wenigen Stunden abgetötet. Nebst Milchsäure enthält der Saft Wirkstoffe, die die Darmbewegung anregen. Auch bei einem trägen Darm kann ein Gläschen Sauerkrautsaft vor jedem Essen nicht schaden.

Was man bei der Einnahme von Leinsamen beachten sollte

Leinsamen haben sich für die schonende Behandlung bei Verstopfung bewährt. Sie sind heute zu

Recht eines der beliebtesten Mittel bei biologischer Darmpflege. Leinsamen sind kein Abführmittel im herkömmlichen Sinne, sondern ein wirksames mechanisches Stuhlförderungsmittel. Sie sind Gleit- und Quellmittel. Ein Gleitmittel deshalb, weil sie die Darmoberfläche gleichsam einölen. Die Stuhlmaßen, vor allem wenn sie stark verhärtet sind, gleiten besser durch den Darm. Die Schleimsubstanzen der Samen dringen zudem in die noch unverdauten Nahrungsbestandteile ein, bringen sie zum Quellen und vergrößern das Stuhlvolumen. Der Darm wird besser gefüllt, was einen Fortbewegungs- und Entleerungsreiz auslöst. Die Schleimhaut wird bei diesem Prozeß nicht strapaziert, im Gegenteil, sie wird mit einer Art Schutzschicht überzogen, die sie schont und ausheilen läßt.

Die Leinsamen sollen erst im Darm quellen. Es ist falsch, sie am Vorabend in Wasser einzulegen und vorzuquellen. Ihre Hauptwirkung geht dadurch verloren: das Aufquellen im Darm und das Vergrößern des Stuhlvolumens. Richtige Einnahme: 3mal täglich 1 bis 3 Eßlöffel getrocknete Leinsamen mit wenig Wasser nach der Mahlzeit essen. Zu Beginn braucht es oft die obere Dosis, die aber nach 2 bis 3 Tagen reduziert werden kann.

Algenprodukte fördern die Verdauung

Die farbenprächtigen und formenreichen Rotalgen leben vor allem in salzhaltigen, offenen Gewässern. Sie enthalten eine der Stärke ähnlichen Stoff, die Florideenstärke, deren Zellwände reichlich Pektin enthalten. Aus ihnen wird Agar-Agar gewonnen. Pektin ist ein kohlenhydrathaltiger Stoff, der auch in Früchten, Wurzeln und Blättern vieler Pflanzen vorkommt und als Geliermittel verwendet wird.

Agar-Agar ist Darmreinigungs- und Darmpflegemittel in einem. Die Pflege soll hier besonders betont werden, denn fast alle Mittel zur Darmregulierung werden bei Dauergebrauch darmfeindlich, weil sie die Schleimhäute angreifen und die Darmflora schädigen. Anders Agar-Agar: es reinigt und trägt viel zur Kräftigung eines geschwächten Darms bei. Agar-Agar kann rund die fünfzigfache Menge seines Eigengewichtes an Wasser aufnehmen. Im Darm bindet es Wasser, was zu einem größeren Volumen des Darminhaltes führt. Dieses Aufquellen löst ein Schieben aus. Durch die natürliche Darmmassage können Spannungen im Darm gelöst und die Darmtätigkeit begünstigt werden.

Man kann Agar-Agar auf verschiedene Arten einnehmen:

1. Agar-Agar-Pulver (in Drogerien und Apotheken erhältlich) in eine feinwürzige Gemüsesuppe einrühren und diese nüchtern so heiß wie möglich essen. Dosierung pro Tag: 1 gestrichener Teelöffel auf 1/2 Liter Flüssigkeit.

2. 1 gestrichener Teelöffel Agar-Agar nüchtern trocken einnehmen. Darauf reichlich heißen Tee trinken.

Bei Agar-Agar kommt es zu keinen Nebenwirkungen. Es handelt sich nicht um eine Medizin, sondern um ein Naturprodukt, das sich völlig neutral verhält.

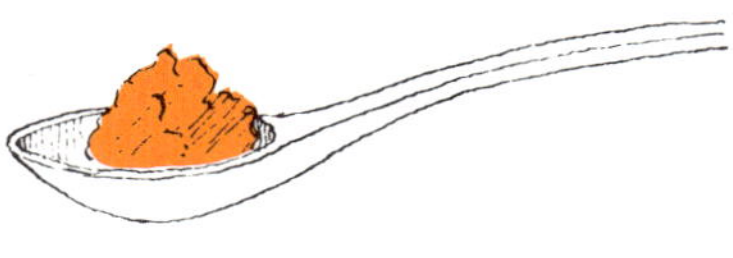

Checkliste

	nein	vereinzelt	ja	oft
1. Leiden Sie an Verstopfung - Darmträgheit?	0	3	5	10
2. Essen Sie hastig und schnell, kauen Sie die Speisen kaum?	0	2	4	8
3. Essen Sie unter Streß, bei Verspannung, Kummer?	0	2	4	8
4 Essen Sie auch dann weiter, wenn Sie gesättigt sind? Essen Sie zu oft?	0	2	4	8
5. Nehmen Sie die Hauptmahlzeit am Abend ein? Essen Sie üppig?	0	2	4	8
6. Trinken Sie zu wenig Flüssigkeit? - weniger als 2 Liter täglich?	0	2	4	8
7. Leiden Sie unter Bewegungsmangel?	0	2	4	8
8. Ist Ihre Ernährung ballaststoffarm: enthält sie zu wenig Gemüse, Salat, Rohkost, Obst, Früchte, Getreide?	0	2	4	8
9. Essen Sie viel Fleisch, Eier, Käse?	0	2	4	8
10. Nehmen Sie Antibiotika?	0	2	5	10
11. Sind Sie ständig erkältet, infektionsanfällig?	0	2	4	8
12. Nehmen Sie Abführmittel?	0	2	4	8
13. Essen Sie Schokolade, Süßigkeiten?	0	2	4	8
14. Leiden Sie unter Blähungen, aufgetriebenem Bauch mit Verstopfung?	0	2	3	6
15. Leiden Sie unter Völlegefühl, Unwohlsein, Appetitlosigkeit mit Verstopfung?	0	2	3	6
16. Leiden Sie unter Mundgeruch, belegter Zunge und Verstopfung?	0	2	3	6
17. Leiden Sie unter Kopfschmerzen und Verstopfung?	0	2	4	8
18. Leiden Sie unter Hautunreinheiten und Verstopfung?	0	2	4	8

Die Pflanzenfasern sind für den Darm unentbehrlich

Die Tatsache, daß die Faserstoffe in Getreide, Hülsenfrüchten, Kartoffeln, Obst und Gemüse für den Menschen praktisch unverdaulich sind, ließ vor noch nicht allzulanger Zeit den Irrglauben aufkommen, daß sie überflüssig sind. Ja, man befürchtete sogar, daß die spitzen, rauhen Fasern den Darm verletzen könnten und übersah, daß sie seit Urzeiten wichtiger Bestandteil der menschlichen Nahrung sind und viel zur Volksgesundheit beigetragen haben. Die Lebensmittelindustrie stützte diese falsche These aus nicht ganz uneigennützigen Gründen. Mehl und Zucker wurden immer weißer, feiner und enthielten schließlich kaum noch Ballaststoffe. Die gesunden, vollwertigen Kohlenhydrate wurden von den angeblich besser schmeckenden fett-, eiweiß- und zuckerreichen Nahrungsmitteln verdrängt.

Bisher kaum bekannte Krankheiten breiteten sich rasch aus. Die Menschen erkrankten an Fettleibigkeit, Diabetes, Magenbeschwerden, Darmleiden und ganz besonders häufig an Verdauungsbeschwerden. Rund die Hälfte der Erwachsenen klagte über Verstopfung. Es dauerte lange Zeit, bis man einen Zusammenhang zwischen den Krankheiten und der Ernähung herstellen konnte. Doch, je länger sich die Wissenschaftler damit befaßten, desto eindeutiger kam man zum Schluß, dass das Weglassen von Ballaststoffen nicht nur falsch, sondern geradezu gesundheitsschädigend ist.

Inzwischen wissen auch die Schulmediziner, daß die unverdaulichen Pflanzenbestandteile alles andere als Ballast sind: sie haben wichtige Funktionen, die erstmals beim Kauen zum Tragen kommen. Eine ballaststoffreiche Nahrung zwingt zu gutem, langem Kauen, denn nur mit Speichel genügend vermischte Nahrung kann problemlos geschluckt werden. Eine ballaststoffreiche Kost verweilt länger im Magen und regt einerseits die Magensäfte zu größerer Leistung an, andererseits dämpft sie aber auch ein vorzeitiges neues Hungergefühl. Im Darm schließlich aktiviert und beschleunigt sie den Verdauungsprozeß, weil ihre hohe Wasserresorption das Stuhlvolumen vergrößert. Neben der unbestrittenen guten Wirkung bei Verdauungsstörungen trägt ballaststoffreiche Kost nach Ansicht vieler Sachverständiger dazu bei, Leiden wie Hämorrhoiden, Krampfadern, Ausstülpungen des Dickdarms usw. vorzubeugen. Pflanzenfasern sorgen für eine optimale Verdauung und stimulieren den Darm. Das A und O einer unkomplizierten, effizienten Darmpflege ist die ballaststoffreiche Ernährung: Vollkornbrot statt Weißbrot, keinen raffinierten Zucker und daraus hergestellte Süßigkeiten, dafür um so mehr Salat, Gemüse aller Art (Blattgemüse und Wurzelgemüse, roh und gekocht), Getreidegerichte aus vollem Korn, Hülsenfürchte, Früchte usw.

Faserstoffreiche Fertigprodukte

Viele Menschen, vor allem ältere, bekunden vielfach Mühe, genügend Faserstoffe (insbesondere Rohkost) zu essen. In diesem Falle gibt es eine Reihe von Fertigprodukten, die in die Lücke springen können: *Weizenkleie, Weizenkeimflocken,*

Haferflocken und ungezuckerte Cornflakes. Sie alle munden ausgezeichnet mit Kompott, Joghurt, Quark, Fruchtsaft oder in einem Müesli. Dosierung: 1 bis 3 Eßlöffel täglich. Erhältlich sind die Produkte im Reformhaus und in der Drogerie.

Nach Prof. Kollath ist das volle Getreide mit seinen Keim- und Randschichten (Kleie), die reich an Ballaststoffen sind, für die Verdauung von unschätzbarem Wert. Besonders der Dickdarm braucht Quellstoffe, um den Wasseranteil des Stuhles zu regulieren. *Die Kleie* ist ein ausgezeichneter Quellstoff, kann sie doch große Wassermengen binden. Der Stuhl bleibt geschmeidig, behält seine gelartige und weiche Konsistenz. Die rasche Passierzeit garantiert einen zeitigen, mühelosen Stuhlgang. Stuhl von dieser Konsistenz besitzt eine höhere Absorptions- und Bindekraft von Giftstoffen.

Für eine gute Verdauung braucht es genügend Flüssigkeit

Viele Menschen, die an Verstopfung leiden, trinken zu wenig Flüssigkeit, was zu einer Austrocknung des Darminhaltes führen kann. Meistens genügt schon *ein Glas Mineralwasser* morgens nüchtern, damit sich eine natürliche Darmentleerung einstellt. Man gewöhne sich daran, in regelmäßigen Abständen Flüssigkeit in Form von Mineralwasser, Tee oder Fruchtsaft zu trinken.

Bewegung regt die Darmtätigkeit an.

Mangelnde Bewegung, stundenlanges Sitzen in einseitiger Körperhaltung und seeliche Verkrampfungen können ebenfalls zu Darmträgheit führen. Ein *morgendliches Bauchtraining* stärkt die Bauchmuskulatur und fördert die Darmentleerung. Dazu legt man sich auf den Rücken und fährt mit den Beinen weitausholend Rad, je länger, desto besser und wirkungsvoller. Gut ist auch eine Bauchmassage und die Bauchschnellübung. Sie besteht aus ruckartigem Zusammenziehen der Bauchmuskulatur in rhythmischer Folge während 10 Minuten täglich. Bei Verkrampfungen, Nervosität und Streß sind Entspannungsübungen hilfreich.

Heilkräuter bei Darmträgheit

In der Pflanzenheilkunde gibt es viele Kräuter, die bei Störungen im Verdauungstrakt, so auch bei Darmträgheit, Abhilfe schaffen können. Es wäre jedoch falsch, allein auf den Dickdarm wirkende abführende und stuhlregulierende Kräuter einzusetzen. Dies käme einer einseitigen Behandlung gleich, an die sich der Darm gewöhnen könnte. Bei einer Behandlung ist das ganze Verdauungssystem mit Mund, Magen, Leber, Galle, Bauchspeicheldrüse, Dünndarm und Dickdarm einzubeziehen.

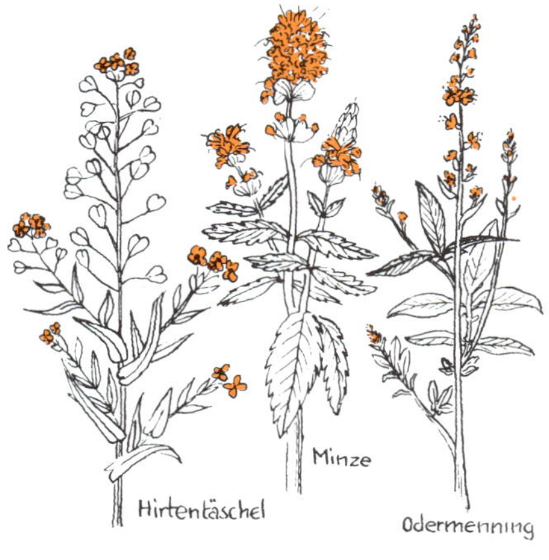

Kräutertee

20 g Faulbaumrinde (Frangulae cortex), abführend
30 g Fenchelsamen (Foeniculi fructus), Blähungen vorbeugend
20 g Hirtentäschelkraut (Bursae pastoris herba), Darm anregend
20 g Schlehdornblüten (Pruni spionsae flos), regulierend
20 g Odermennigkraut (Agrimoniae herba), leber-/gallenanregend
20 g Pfefferminzblätter (Menthae folium), geschmacksverbessernd

3mal täglich 1 Teelöffel dieser Teemischung in einer Tasse mit kochend heißem Wasser anbrühen. 5 Minuten ziehen lassen, abseihen, nach Belieben mit wenig Honig süßen, schluckweise nach den Mahlzeiten trinken.

HAB- Frischpflanzentropfen

20 ml Faulbaumrindentinktur (Frangulae tinctura), abführend
15 ml Fenchelsamentinktur (Foeniculi tinctura), Blähungen vorbeugend
5 ml Tausendguldenkrauttinktur (Centaurii tinctura), magen- und darmstärkend
10 ml Löwenzahnwurzeltinktur (Taraxaci tinctura), gallensaftanregend

3mal täglich 15-25 Tropfen der Mischung, mit wenig Wasser verdünnt, einnehmen.

Heilkräuter und ihre spezifische Wirkung

Faulbaum (Rhamnus frangula L.): wild wachsender, bis 3 m hoher Strauch, der im Wald, am Rain, an

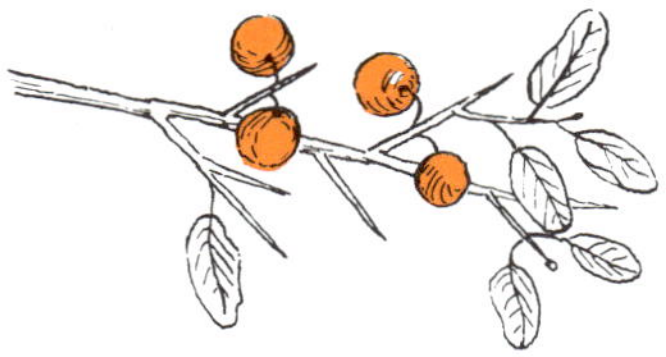

Bachufern und im Unterholz wächst. Der Wirkstoff wird der Rinde nach einjähriger Lagerung entnommen. Er enthält Anthrachinon, Bitterstoff, Glycosid und Saponin. Diese Stoffe sind abführend, darmreinigend, gallenanregend.

Fenchel (Foeniculum vulgare Miller): kultiviert wie wild wachsende, buschige Krautpflanze. Verwendet werden die Früchte (Fenchelsamen). Sie sind reich an ätherischem Öl, das aus Anethol, Fenchon, Terpen, Pinen, Phelladren und Camphen besteht. Die Stoffe sind gärungshemmend, beruhigend, verdauungsfördernd, krampflösend, wärmend.

Hirtentäschel (Capsella bursa pastoris L.): unbeliebtes Unkraut. Gedeiht auf Wiesen, Weiden, an Wegrändern, auf Schutthalden. Das Kraut enthält Cholin, Diosmin, Tyramin, ätherisches Öl und Saponin: Es hilft bei Darmspannungen und erschlaffter Darmmuskulatur (Peristaltik). Die Dosis ist nach Abführmittelmißbrauch zu erhöhen.

Schlehdorn (Prunus spinosa L.): erster blühender Strauch im Frühjahr. Die Wirkstoffe in den Blüten heißen: Flavonglycosid, Amygdalin und Cumarinderivate. Sie sind abführend, entschlackend, darmreinigend.

Odermennig (Agrimonia eupatoria L.): Wild wachsend auf mageren Wiesen. Das Kraut enthält ätherisches Öl, Bitter- und Gerbstoffe, Kieselsäure, die gallensaftanregend, leberstärkend, verdauungsfördernd sind.

Auswertung der Punktezahl

0-20 Punkte: Sie haben zwar einige Punkte gesammelt, es besteht jedoch kein Anlaß zur Beunruhigung. Hören Sie dennoch auf (Warn)signale des Körpers. Die eine oder andere Schwachstelle kann bestimmt noch behoben werden.

21-40 Punkte: Nehmen Sie die Warnsignale ihres Körpers ernst. Auch wenn keine hartnäckige Darmträgheit vorliegt, sollten Sie doch gewisse Sachen ändern. Gehen Sie die Fragen nochmals durch. Wo sind Schwachstellen, was können Sie für Ihre Gesundheit und für einen gesunden Darm tun?

41-60 Punkte: Ihr Darm sendet Alarmsignale. Seine Funktion ist mit Bestimmtheit beeinträchtigt. Sie müssen handeln: Ernährung umstellen, mehr Bewegung usw. Halten Sie sich an die im Text erteilten Ratschläge. Der Darm braucht Ihre volle Aufmerksamkeit, damit er genesen kann.

Über 61 Punkte: Ihr Darm ist höchst wahrscheinlich überlastet. Sie sollten unbedingt einen Arzt für Naturheilverfahren oder einen erfahrenen Heilpraktiker aufsuchen. Es ist zwingend, rasch zu handeln. Überprüfen Sie Ihre Ernährung und Ihren Lebensstil. Die Beschwerden und deren Verlauf müssen beobachtet werden.

Wie gesund ist Ihre Haut?

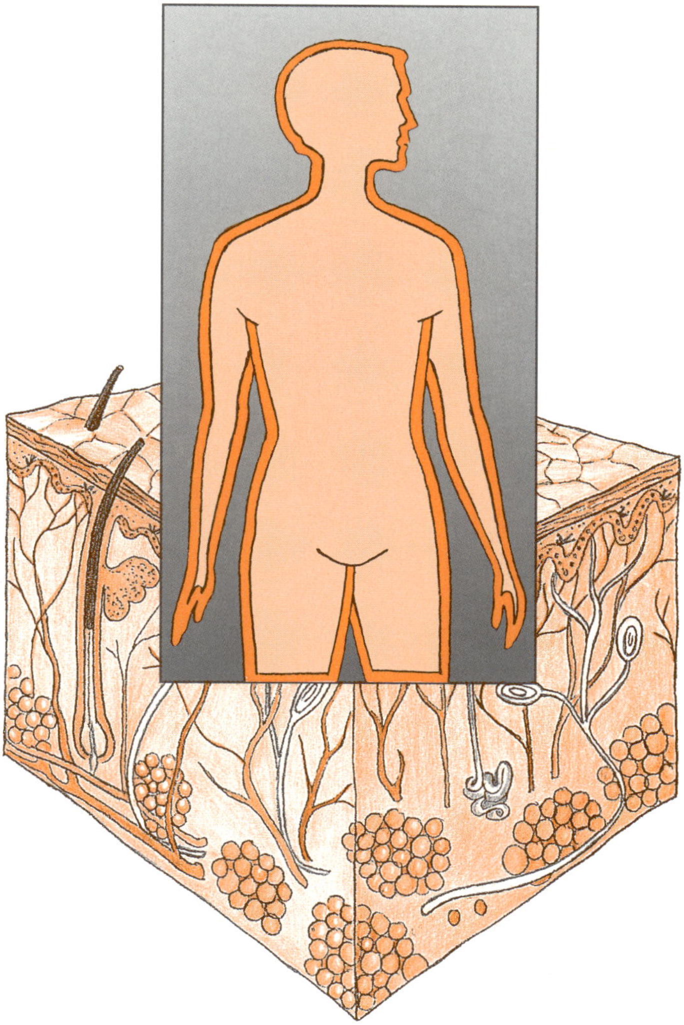

Die Haut ist mehr als schützende Hülle:
sie ist aktives Atmungsorgan,
sie scheidet Giftstoffe aus, reguliert Wärme und Kälte, speichert lebenswichtige Stoffe.
Sie ist das untrügerische Spiegelbild unserer Gesundheit.

Redewendungen rund um die Haut

Ein Mensch, der sich "in seiner Haut wohlfühlt", ist mit sich und seiner Umgebung glücklich und zufrieden. "Fein besaitete Leute" möchten oft ein "dickeres Fell" haben. Schon diese beiden Redewendungen lassen den Schluß zu, daß unsere Haut mehr als nur schützende Hülle ist.

Die Funktion der Haut

Die Haut ist das einzige "Organ", das schutzlos der Außenwelt ausgesetzt ist. Mit einer Fläche von 1,5 bis 2 m^2 und einem Gewicht von rund 1/6 des Körpergewichts ist sie das größte Organ.

Unsere Haut wehrt Eindringlinge wie Bakterien und andere Krankheitserreger ab und schützt den Körper vor schädlichen Strahlen. Beim Sonnenbaden wird dieser Schutz noch verstärkt. Die Haut reguliert die Körpertemperatur: sie sorgt für Abkühlung und speichert Wärme. Sie hilft bei der Regulierung des Blutdrucks, sie ist Sitz des Tastsinns. Bei Verletzungen versucht sie, den "Schaden" selber zu beheben.

Die Haut ist Ausdruck von Schönheit und Vollkommenheit

Kein Modeschöpfer wird in der Lage sein, ein Kleidungsstück zu entwerfen, das so naht- und faltenlos sitzt wie die Haut. Sie begleitet uns von der Geburt bis ins hohe Alter.

Seit Urzeiten sucht der Mensch nach Möglichkeiten, das jugendliche, samtene Aussehen der Haut möglichst lange zu erhalten. In der Antike haben berühmte Schönheiten auf pflanzliche Mittel geschworen, die ihnen ewige Frische und Jugend schenkten. Erst viel später wurden die natürlichen Schönheitsmittel von synthetischen Produkten eingeholt. Vergessen war für lange Zeit die Natur. Vor allem die Frauen ließen sich suggerieren, daß alle kosmetischen Probleme von den chemischen Labors gelöst werden könnten, und dies über Nacht. In jüngster Zeit schlägt das Pendel wieder auf die andere Seite aus. Natürliche Kosmetika sind gefragt. Man hat gelernt, daß die Haut lebenswichtig ist und auch von innen gepflegt und genährt werden will.

Die Haut ist ein lebenswichtiges Organ

Die Tatsache, daß der Verlust eines Drittels der Haut, z. B. bei Verbrennungen, bereits zum Tode führen kann, unterstreicht die Wichtigkeit der schützenden Hülle.

Die Haut besteht aus drei Hauptschichten: Oberhaut - Epidermis, Lederhaut - Cutis oder Corium und Unterhautgewebe - Subcutis.

Die Oberhaut besteht aus verschiedenen Lagen Oberhautzellen, die durch Fasern und Zellfortsätze miteinander verbunden sind. Ihr Kerngewebe ist Grenzschicht zur tiefer liegenden Lederhaut, die sie ernährt. In der Oberhaut fehlen Blutgefäße und Nervenfasern. Das Kerngewebe bildet laufend neue Zellen, die an die Oberfläche stoßen. Diese sind Ersatz für alte, verhornte Zellen, die als Schuppen abfallen. Die äußere Haut erneuert sich einmal monatlich. Vor dem Austrocknen wird sie durch abgesonderten Talg geschützt, der auf der Oberfläche einen Schutzfilm bildet.

Die Lederhaut ist für den Stoffaustausch, die Nährstoffaufnahme und die Ausscheidung von Stoffwechselschlacken verantwortlich. Sie verfügt über ein dichtes Netz dehnender Fasern und ist mit der Oberhaut durch eine wellenförmige Verzahnung verbunden. Dank dieser Oberflächenvergrößerung ist eine gute Ernährung der Oberhaut und ein guter Halt auf der Unterlage gewährleistet. Die Lederhaut enthält Blutgefäße, Nervenfasern und Endorgane für das Druck-, Berührungs-, Schmerz- und Temperaturempfinden. Auch Juckreize werden über die Hautnerven geleitet. Durch die Lederhaut ziehen Haare und Schweißdrüsengänge.

Das Unterhautgewebe besteht hauptsächlich aus lockerem Binde- und Fettgewebe. Es isoliert das Körperinnere gegen Außentemperatur-Schwankungen. Das Gewebe enthält zahlreiche Nervenenden, Haarwurzeln, Talg- und Haarbalgdrüsen. In der Unterhaut verlaufen die großen Blutgefäße - rund 1/3 des Blutes fließt durch die Haut - und die dickeren Nervenfasern. Auch kleine Muskeln und Schweißdrüsen finden sich in dieser Hautschicht.

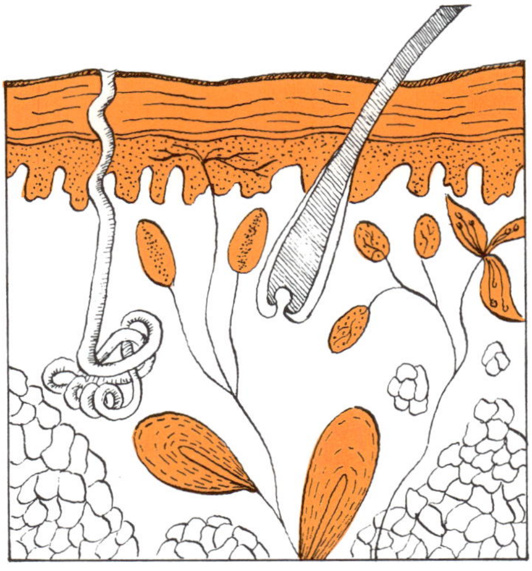

Die Haut ist ein Atmungssorgan

Zwar macht die Hautatmung nur einen Bruchteil der Lungenatmung aus. Die 2% sind aber lebenswichtig. Mit der Hautamtung wird der Sauerstoff aufgenommen und Abfallprodukte werden ausgeschieden, ein großer Teil in Form von unsichtbaren Gasen, der Rest in Form von Schweiß (ohne sichtbares Schwitzen täglich 500 ml/5 dl). Man nennt diesen Vorgang Ausdünstung.

Die Haut ist ein wichtiges Ausscheidungsorgan

Nicht umsonst wird die Haut oft als dritte Niere oder zweiten Darm bezeichnet. Bei Überlastung der Ausscheidungsorgane bleiben Stoffwechselschlacken im Organismus zurück. Die Haut springt helfend ein und befördert die Stoffe nach außen. Auf der Haut sind die Schlackenstoffe oft in Form von Pusteln, Pickeln, Ausschlägen, Ekzemen und verstopften Poren sichtbar. Würde dieses “Ausscheidungsventil” von Giftstoffen nicht funktionieren, käme es zur Blutverunreinigung und zur Erkrankung des Organismus.

Die Haut schützt uns vor Krankheiten

Ein sogenannter Säuremantel schützt uns gegen krankmachende und bakterielle Einflüsse von außen. Dieser Säureschutzmantel funktioniert dank den Absonderungen der Schweißdrüsen, die auf der Haut einen feinen Säurefilm bilden. Man darf den Film von der Funktion her ohne weiteres als körpereigenes Antibiotikum bezeichnen.

Die Haut ist ein Speicherorgan

Die Haut ist in der Lage, lebensnotwendige Fette als Reserve einzulagern, die sie bei Bedarf dem Organismus wieder zuführt. Das Fett ist ein guter Schutz gegen mechanische Schäden wie Druck oder Schlag. Auch Wasser, Zucker und Mineralsalze werden in der Haut gelagert.

Eine kranke Haut verändert ihr Erscheinungsbild

Sind die Hautorgane oder die inneren Organe in ihrer Funktion gestört, kommt es zu augenfälligen Hautveränderungen und Hautirritationen: Hautjucken, Rötungen, Pikkel, Pusteln, Ekzem, Allergie, Seborrhoe (Überfunktion der Talgdrüsen), Akne (entzündliche Überfunktion der Talgdrüsen), Couperose (erweiterte, geplatzte Blutäderchen), Warzen, Überpigmentierung, Geschwulstbildung auf der Haut mit rötlichen oder dunkelbraunen Verfärbungen (Naevi), weiße Flecken mit pigmentierten Rändern (Vitiligo), übermäßiges Schwitzen (Hyperhidrosis), Schuppenflechten (Psoriasis), Neurodermitis usw.

Oft stehen diese Hautveränderungen in einer Wechselbeziehung mit Störungen/Erkrankungen der inneren Organe, was bei einer Behandlung berücksichtigt werden muß. Die Haut ist in der Lage, bei richtiger Behandlung rasch zu genesen.

Das schadet der Haut

Innere Einflüsse, die Hautkrankheiten begünstigen: Erkrankungen wie Nierenfunktionsschwäche, Leber-Gallen-Leiden, Darmstörungen Verstopfung, Harnsäure-Überproduktion, Diabetes, Vergiftungen, belastete, entwertete Nahrungsmittel (Umweltgifte, Zusatzstoffe, raffinierter Zukker, Auszugsmehle, raffinierte Fette usw.), Alkohol, Kaffee und Nikotin. Auch Medikamente, die über längere Zeit eingenommen werden, können zu Hautstörungen führen. Dies trifft auch zu, wenn zu wenig Flüssigkeit getrunken wird.

Äußere Einflüsse: Zu häufiges Waschen und Einseifen der Haut. Eine übersteigerte Reinlichkeit zerstört den Fett- und Säureschutzmantel. Auch die Schadstoffe in der Luft haben auf die Haut einen negativen Einfluß.

Für Körper und Haut ist die Sonne lebenswichtig. Denn nur mit Hilfe der UV-Strahlen kann der Organismus aus Ergosterin das Vitamin D bilden. Eine zu lange und zu intensive Sonneneinstrahlung entzieht dem Körper jedoch die natürlichen Öle und die Feuchtigkeit. Es kommt zu Rötungen und Verbrennungen. Zu viel Sonne beschleunigt zudem den Alterungsprozeß der Haut.

Das tut der Haut gut

Die Haut schätzt eine wenig belastete, vitalstoffreiche Ernährung und genügend Flüssigkeit. Viel Bewegung (Wandern, Joggen, Sport) stärkt den Organismus und das “Organ” Haut.

Tägliche kräftige Bürstenmassagen und Kneipp'sche Wasseranwendungen (Wechselduschen) aktivieren die Hauttätigkeit. Die Haut mag das tägliche “Wechselbad” von warmem und kaltem Wasser. Es sorgt für eine gute Durchblutung.

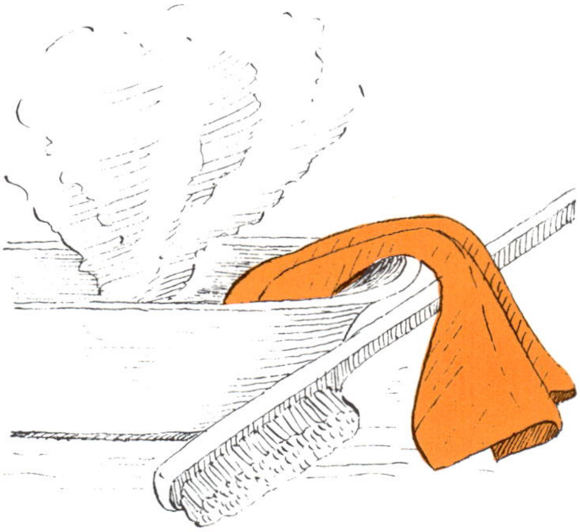

Eine alte medizinische Weisheit, die leider in den letzten Jahrzehnten etwas in Vergessenheit geraten ist, besagt, daß die Haut ein Ableitungsorgan ist. *Durch Schwitzkuren* (Sauna) können Gifte und krankmachende Abfallprodukte via Schweiß ausgeschieden werden.

Wichtig ist die *richtige Reinigung* der Haut. Man braucht dazu viel Wasser und ein mildes Mittel ohne chemische Zusätze. Viele Reinigungsprodukte zerstören den Säuremantel der Haut und setzen sie damit Krankheitserregern schutzlos aus. Die Hautpflege ist für unser Wohlbefinden zwar wichtig, übertriebene Reinlichkeit ist aber kontraproduktiv. Dazu eine Studie einer Hautklinik in Österreich: eine Studentengruppe bekam den Auftrag, die Arme möglichst oft mit Seife zu waschen und diese danach mit einem Desinfektionsmittel zu behandeln. Die Kontrollgruppe durfte sich während der Testzeit die Arme nicht waschen. Abstriche von beiden Gruppen wurden auf Krankheitserreger untersucht. Diese Erreger fanden sich vor allem "in der reinen Gruppe", die andere war praktisch frei von Erregern.

Die Kleidung soll so beschaffen sein, daß sie die Haut atmen läßt und die Sauerstoffaufnahme nicht behindert. Materialien den Vorzug geben, die in der Lage sind, je nach Jahreszeit zu kühlen oder zu wärmen. Wichtig ist auch, daß die Leibwäsche Feuchtigkeit (Schweiß) aufnehmen kann.

Natürliche Mittel für die Gesundheit der Haut

Es gibt eine Reihe von Naturprodukten, mit denen man die Gesundheit und Schönheit der Haut von innen heraus fördern kann:

Das Nachtkerzenöl, ein kaltgepreßtes Öl aus den Samen der Pflanze, hat einen hohen Anteil an Gamma-Linolensäuren, einer dreifach ungesättigten Fettsäure. Diese Fettsäure ist die Vorstufe des Prostaglandin E, einem Hormon, das für die Zellfunktion lebenswichtig ist. Ein Mangel an Gamma-Lionlensäuren respektive Prostaglandin E führt zu Störungen, die sich insbesondere in der Haut bemerkbar machen: Allergien, Ekzem, Hautausschläge, Nagel- und Haarkrankheiten. Das Nachtkerzenöl ist ein gutes Hautpflegemittel. Dosierung: während 3 bis 4 Wochen zu jeder Mahlzeit 1 Kapsel nehmen.

Die Bierhefe hat auf die Haut eine vielseitige Wirkung. Sie enthält eine Reihe lebensnotwendiger Stoffe: 17 Vitamine, 16 Aminosäuren, 14 Mineralstoffe und Spurenelemente und andere wichtige Substanzen in idealer Zusammensetzung. Die Hefestoffe regulieren den Stoffwechsel von Haut, Haaren und Nägeln. Die Bierhefe ist in der Lage, den Organismus zu entgiften, was einen besonders günstigen Einfluß auf

Hautunreinheiten hat. Eine Kur dauert 3 bis 4 Wochen: zu jeder Mahlzeit 1 Bierhefe-Tablette (erhältlich in Apotheken und Drogerien) einnehmen.

Auch *der Brottrunk* ist ein Naturprodukt. Er wird aus biologischem Getreide (Weizen, Roggen, Hafer) und Haselnüssen hergestellt, die mit Sauerteig zu Vollkornbrot verarbeitet werden. Das Brot wird anschließend mit Wasser versetzt und einem Gärungsprozeß unterzogen. Die gewonnene Flüssigkeit enthält einen hohen Anteil an Vitamin B 12, Selen, Kalium, Milchsäure, ferner Kalzium, Eisen, Mangan, Zink, Calium, Magnesium, Vitamin E, B1, B2, B6 und Niazin. Von den stoffwechselaktiven Stoffen profitiert vor allem die Haut. Sie sorgen für Entgiftung, Entschlackung und Regeneration. Dosierung: während 3 bis 4 Wochen täglich nach dem Essen 100 ml/1 dl Brottrunk trinken (erhältlich in Apotheken, Drogerien und Reformhäusern).

Der Lebertran wird aus der Leber verschiedener Meeresfische gewonnen. Er ist reich an Vitamin A und D. Zudem enthält er wichtige Fettsäuren, Jod, Phosphor, Schwefel und Eisen. Die Inhaltsstoffe regenerieren und aktivieren die Haut. Dosierung: während 3 bis 4 Wochen 1 Kapsel nach dem Essen einnehmen (erhältlich in Apotheken und Drogerien).

Kräuterbäder für die Haut

Pfarrer Kneipp, der Wasserdoktor aus Bad Wörishofen, lehrt uns, daß die Hautpflege mit Wasser beginnt. Noch hautfreundlicher ist das Wasser, wenn man es mit biologischen Wirkstoffen aus Pflanzen anreichert.

Die Kräuterwirkstoffe lindern bei äußerer Anwendung Schmerzen, beruhigen Nerven, lassen Entzündungen abschwellen. Sie reinigen die Haut, nähren und massieren sie sanft. Ätherische Öle, Schleim und andere Pflanzenwirkstoffe dringen in die Haut ein und stimulieren das Gewebe. Die gute Wirkung der Heilkräuter wurde in der Badekultur immer geschätzt.

Die Haut ist in der Lage, gewisse in den Kräuterzusätzen enthaltenen pflanzlichen Substanzen im Badewasser aufzunehmen. Die Stoffe gelangen in die Blut- und Lymphbahnen und entfalten im Organismus ihre spezifische Wirkung.

Badezusatz aus Heublumen, Weizenkeimöl und Molke

Die Heublume besteht aus einem Gemisch von getrockneten Blüten, Blütenstaub und Blattteilen von Wiesengräsern. Selbstverständlich können auch Heilkräuter wie Schafgarbe, Wiesensalbei, Wegerich, Labkraut, Odermenning usw. beigemischt werden. Die besten Heublumen findet man auf bunten (ungedüngten) Bergwiesen, wo man sie auch selber sammeln kann. Das in den Gräsern enthaltene Cumarin und die ätherischen Öle verbessern die Hautatmung, wirken schmerzstillend, krampflösend, hautschützend, durchblutungsfördernd und beruhigend.

Das Weizenkeimöl wird aus gekeimten Weizenkörnern gewonnen. Es enthält mehrfach ungesättigte Fettsäuren und Vitamin E. Die Stoffe aktivieren die Mikrozirkulation der Haut, wodurch die Hautzelle zur Bildung von Feuchtigkeit ange-

Checkliste

	nein	vereinzelt	ja	oft
1. Reagiert Ihre Haut auf Sonne oder Hitze allergisch?	0	2	4	6
2. Leiden Sie unter Juckreiz?	0	2	4	8
3. Sondert Ihre Gesichtshaut extrem viel Fett ab? Ist Ihre Gesichtshaut extrem trocken?	0	2	3	6
4. Leiden Sie unter Pusteln, Pickeln, Ekzemen oder Hautausschlag?	0	3	5	10
5. Haben Sie eine schuppige Haut, Haarschuppen?	0	2	4	8
6. Schwitzen Sie ohne körperliche Anstrengung?	0	2	3	6
7. Reagiert Ihre Haut auf Waschmittel, Staub, Chemikalien, Kunststoffe oder andere Allergene?	0	2	4	8
8. Leiden oder litten Ihre Eltern/ Geschwister unter einer Hautkrankheit?	0	2	3	6
9. Sind Sie Asthmatiker? Nehmen Sie Medikamente ein?	0	2	4	8
10. Leiden Sie an Verstopfung?	0	2	3	6
11. Trinken Sie wenig? Haben Sie einen stark riechenden Urin?	0	2	3	6
12. Nehmen Sie chemische Medikamente?	0	2	4	8
13. Leiden Sie unter Harnsäure-Erkrankung, Gicht oder Rheuma?	0	2	3	6
14. Würzen Sie mit viel Kochsalz? Essen Sie häufig Fertigprodukte (enthalten viel Salz)? Essen Sie viel tierisches Eiweiß (Fleisch,Wurstwaren, Fleischkonserven) und Süßigkeiten? Nehmen Sie viel Genußmittel (Alkohol, Nikotin)?	0	3	5	10
15. Überfordern Sie die Haut mit zu viel Waschen, Reinigen und Einseifen?	0	2	3	6
16. Fehlt es Ihnen an frischer Luft, Bewegung?	0	2	3	6
17. Leiden Sie an gestörter Leber-/Gallenfunktion?	0	2	3	6
18. Stehen Sie unter Streß, neigen Sie zu Nervosität?	0	2	3	6

regt wird. Die durchblutungsfödernden Eigenschaften des Vitamins E aktivieren das Bindegewebe und begünstigen die Hauterneuerung, beugen der Faltenbildung vor, machen die Haut geschmeidig und heilen eine geschädigte Haut. Die essentiellen Fettsäuren stärken das Zellgewebe der Unterhaut, verbessern die Widerstandskraft der Haut und normalisieren die Talgdrüsenfunktion.

Die Molke, auch Milchserum genannt, ist das "Abfallprodukt" bei der Käseherstellung. Wenn für die Milchgerinnung ein Labferment verwendet wird, erhält man eine Lab- oder Süßmolke, bei Zusatz von Säure eine Sauermolke. Für kosmetische Zwecke wird die letztere verwendet. Sie hüllt die Haut in einen sanften, natürlichen Säuremantel. Die Molke ist reich an Vitamin B2, dem Vitamin, das dem Körper Sauerstoff zuführt und für eine bessere Zellatmung sorgt. Wissenschaftliche Studien beweisen, daß die Orothsäure ein ausgesprochener Hautschutzstoff ist. Auch die rechtsdrehende Milchsäure beeinflußt die Haut günstig. Sie kann regenerieren, wird geschützt und genährt.

Die Grundemulsion aus Heublumen, Weizenkeimöl und Molke kann mit pflanzlichem ätherischem Öl angereichert werden: z.B. Orangenöl, Eukalyptusöl, Melissenöl, Fichtennadelöl, Rosmarinöl. Empfohlen werden können nur Produkte mit einem hohen Anteil an natürlichen ätherischen Ölen. Im Handel gibt es 12%iges Öl, aus dem rund 5 Dutzend verschiedene Kräuterbäder hergestellt werden können (für Ekzeme, Hautausschläge, Juckreiz usw.). Leider enthalten viele im Handel erhältliche Ölbäder für therapeutische Zwecke einen zu kleinen Anteil an ätherischem Öl (nur 2-3%). Hochprozentige Ölbäder schäumen im Wasser leicht auf (das Öl trennt sich nicht vom Wasser) und sind auch für Sprudelbäder geeignet. Man achte darauf, daß die Emulsion frei von Konservierungsmittteln, Stabilisatoren, Emulgatoren, synthetischen Parfums und anderen chemischen Zusätzen ist. Nur diese sind hautfreundlich und führen zu keinerlei Allergien. Dank dem neutralen pH-Wert eignen sich diese Emulsionen auch für hautempfindliche Menschen.

Das Gesicht ist für ein Kräuter-Dampfbad dankbar

Die Gesichtshaut verdient unsere besondere Aufmerksamkeit, d.h. zusätzliche Pflege. Sie ist tagtäglich mit Schmutz und Staub konfrontiert, großen Temperaturschwankungen und je nach Jahreszeit starker Sonneneinstrahlung ausgesetzt.

Gesichtsdampfbäder sollen die Haut gründlich reinigen und regenerieren. Sie fördern die Hautatmung und damit auch die Durchblutung. Der warme Dampf läßt die Hautschichten leicht aufquellen und erweitert die Poren. Die Gesichtshaut wird also porentief gereinigt. Schmutzpartikel werden ausgeschwemmt. Was die Haut während eines Dampfbades alles herausschwitzt, läßt sich leicht feststellen, wenn man das dampffeuchte Gesicht mit Watte abtupft.

Es empfiehlt sich, 1 bis 2mal wöchentlich ein Gesichtsdampfbad zu machen. Man kocht 1 l Wasser auf und fügt 2 bis 3 Eßlöffel Kräuter bei (Wasser nicht mehr kochen). Das Gesicht wird in leichter Schräglage über den dampfenden Topf gehalten.

Zum Wasser 25 bis 30 cm Distanz halten. Damit der Dampf nicht entweichen kann, ein Frottiertuch zeltförmig über den Kopf legen. Bei großer Abkühlung kochend heißes Wasser nachgießen oder den Pfanneninhalt abermals aufkochen. Das Dampfbad soll maximal 15 Minuten dauern, damit die Haut nicht zu stark aufquillt. Das Gesicht mit einem Handtuch oder Papiertuch trocknen. Haut mit einem Gesichtswasser (Hamameliswasser, erhältlich in Apotheken und Drogerien) waschen. Auch kalte Wassergüsse sind geeignet.

Wer zu roten Äderchen neigt oder eine dünne, empfindliche Haut hat, muß auf Dampfbäder verzichten. Die Gefahr der Bildung neuer roter Äderchen ist groß. Besser sind in diesem Falle lauwarme Kräuterkompressen.

Gesichtsdampfbad

10 g Kamillenblüten (Matricariae flos), erweichend
10 g Storchenschnabelkraut (Geranii herba), entzündungshemmend
10 g Lindenblüten (Tilliae flos), hautschützend
10 g Rosmarinblätter (Rosmarini folium) durchblutungsfördernd
10 g Lavendelblüten (Lavandulae flos), entspannend
10 g Hamamelisblätter (Hamamelidis folium), reinigend.

Für ein Gesichtsdampfbad braucht man 2 bis 3 Eßlöffel dieser Mischung.

Kräuter für die Haut

Hamamelis (Hamamelidis folium), die Blätter des "Zaubernuß-Hexen-Hasel-Strauches", ist ein bewährtes Schönheitsmittel. Im Dampfbad haben die Blätter die Eigenschaft, die Haut zu straffen, ohne sie zu strapazieren. Hamamelis ist durchblutungsfördernd und entzündungshemmend. Es eignet sich auch für empfindliche Haut.

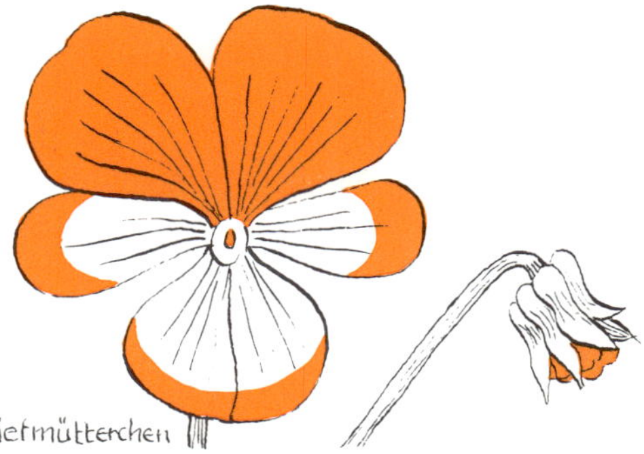
Stiefmütterchen

Die Heublumen, Blüten von verschiedenen Wiesengräsern, machen beim Trocknen einen Fermentationsprozeß durch, der für den charakteristischen Heuduft verantwortlich ist. Der Duftstoff enthält Cumaringlycosid. Bei äußerer Anwendung verbessert er die Hautatmung, die Durchblutung und die Aufnahme von pflanzlichen Wirkstoffen (ätherische Öle). Pfarrer Sebastian Kneipp hat die gute Wirkung der Heublumen in seiner Heimat im Allgäu kennengelernt und sie zusammen mit seinem ärztlichen Mitarbeiter, Dr. Kleinschrod, über die Landesgrenzen hinaus bekannt gemacht.

Vor der chemischen Unkrautbekämpfung wuchs *das Stiefmütterchen* in Getreideäckern wild. Heute wird es in Kulturen gezogen. Es ist ein typisches Heilmittel für die innere Hautpflege und wird in jüngster Zeit bei Hautkrankheiten in Form von Tee erfolgreich eingesetzt. Das Stiefmütterchen hat eine reinigende, entgiftende und stoffwechselverbessernde Wirkung.

Gleich wie das Stiefmütterchen gelten auch *die Walnußblätter* als bewährtes Pflegemittel für die erkrankte Haut. Der Tee regt die Ausscheidungsorgane (Leber, Nieren, Darm, Haut) an und bewirkt eine Reinigung und Entgiftung.

Der Storchenschnabel wächst in Hecken, Gebüschen und auf dem Waldboden. Seine pastellfarbenen Blütensterne sind der Sonne zugewandt. Die Pflanze erinnert an eine aufflammende Entzündung. Dieser Eindruck wird durch den charakteristischen Geruch noch verstärkt. Das Kraut wird in Form von Bädern, Kompressen und Kräuterdampfbädern bei entzündeter Haut eingesetzt.

Der Lavendel, das blaue Blütenwunder mit lieblichem Duft und Aroma, enthält wertvolle ätherische Öle wie Linalool, Borneol, Cineol und Cumarinverbindungen. Der Lavendel wirkt bei innerer und äußerer Anwendung entspannend, schmerzstillend, durchblutungsfördernd und lindert Juckreiz. Die Blüten erfrischen die Haut, beleben und entspannen sie.

Kräutertee für die Haut

Eine dreiwöchige Teekur entlastet, regeneriert und belebt die Haut von innen:

20 g Stiefmütterchenkraut (Violae tricoloris herba), entgiftend
20 g Walnußblätter (Juglandis foliae), reinigend
20 g Löwenzahnwurzel (Taraxacis radix), stoffwechselverbessernd
20 g Brennesselblätter (Urticae foliae), entschlackend
20 g Lavendelblüten (Lavendulae flos), entspannend
10 g Ringelblumenblüten (Calendulae flos), entzündungshemmend

3mal täglich 1 Teelöffel dieser Teemischung in einer Tasse mit kochend heißem Wasser anbrühen. 5 Minuten ziehen lassen, abseihen, nach Belieben mit wenig Honig süßen, schluckweise trinken.

HAB-Frischpflanzentropfen

20 ml Stiefmütterchentinktur (Violae tricoloris tinctura), entgiftend
10 ml Löwenzahntinktur (Taraxaci tinctura), stoffwechselverbessernd
10 ml Brennesseltinktur (Urticae foliae), entschlackend
10 ml Ringelblumentinktur (Calendulae tinctura), entzündungshemmend

3mal täglich 15-25 Tropfen der Mischung, mit wenig Wasser verdünnt, einnehmen.

Diätetische Richtlinien für die Haut

Die besten äußerlichen Hautpflegemittel sind wirkungslos, wenn sie nicht durch eine natürliche, salzarme Ernährung unterstützt werden. Eine falsche Ernährung schadet dem guten Aussehen und der Gesundheit der Haut.

Die Ernährung soll ballaststoffreich (beugt Verstopfung vor) und mehrheitlich vegetarisch sein. Biologische Produkte bevorzugen. Die Frischkost (Salate, rohes Gemüse, rohe Früchte) soll mindestens 1/2 der täglichen Ernährung ausmachen. Viel Obst, Früchte, Salate, Gemüse, ergänzt mit Vorzugsmilch, Bio-Quark und Bio-Joghurt und Getreideprodukten essen. Tierisches Eiweiß (Fleisch, Fisch, Eier, Käse) auf ein Minimum beschränken. Natürliche Süßmittel (Honig, Birnendicksaft) verwenden. Als diätetisches Getränk eignen sich unvergorener Möhren-/Karottensaft und Süßmolke, 1 Glas zu jeder Mahlzeit. Genügend natürliche Flüssigkeit nehmen: Kräutertee, Mineralwasser ohne Kohlensäure und ohne Zuckerzusatz.

Auswertung der Punktezahl

0-20 Punkte: Ihre Punktezahl verrät, daß Sie sich in Ihrer Haut wohlfühlen. Kleine Korrekturen sind je nach genauer Punktezahl wünschenswert. Ihre Haut und Ihr Körper sind bei bester Gesundheit.

21-40 Punkte: Ihre Haut ist zwar nicht ernsthaft krank, aber es gibt doch Anzeichen, die auf gewisse Störungen schließen lassen. Gehen Sie die Fragen nochmals durch. Bestimmt läßt sich der eine oder andere Schwachpunkt ausmerzen.

41-60 Punkte: Ihre Haut und Ihre Gesundheit sind in Gefahr. Nehmen Sie die Warnzeichen ernst. Versuchen Sie, Ihren Lebensstil zu ändern. Dann wird sich auch die Haut bald erholen und genesen.

61 und mehr Punkte: Ihre Haut leidet und ist krank. Suchen Sie einen Arzt für Naturheilkunde oder einen erfahrenen Heilpraktiker auf. Auf keinen Fall dürfen Sie die Warnzeichen ignorieren. Unternehmen Sie alles, damit Ihre Haut wieder gesund wird.

Wie gesund ist Ihr Herz?

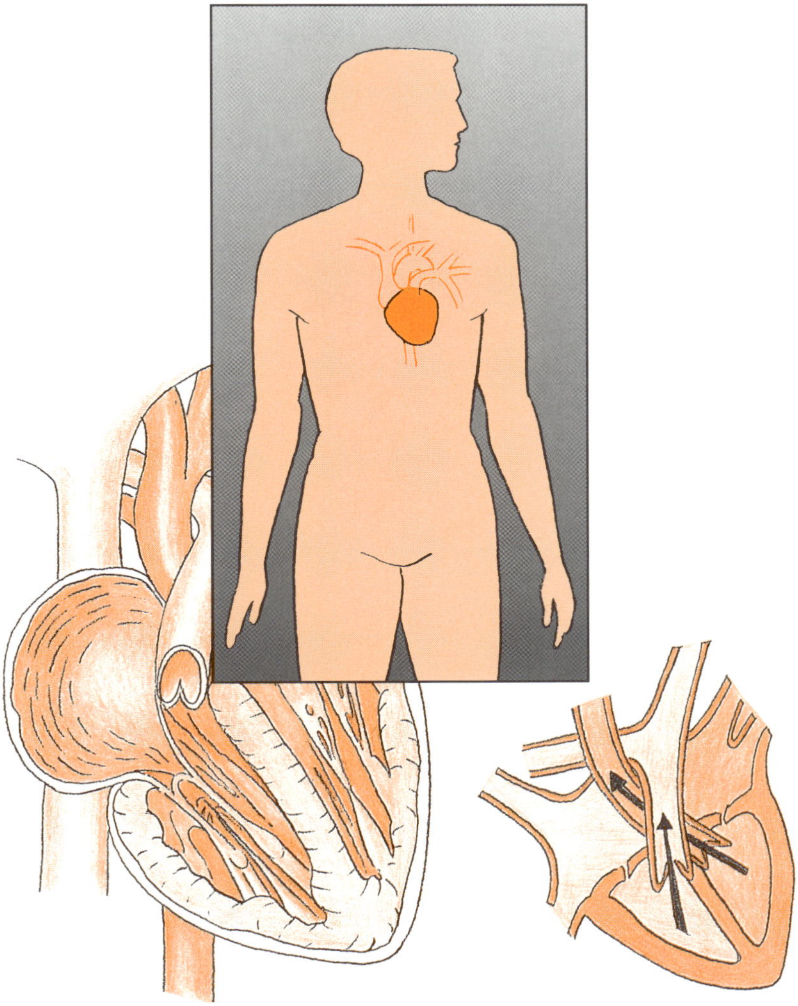

Das Herz sorgt für den Austausch des Blutes
in den Millionen von Zellen.
Der Herzmuskel, ein faustgroßes Organ, pumpt
mit jedem Herzschlag
100 ml/1 dl Blut in den Kreislauf, der
von der Länge her unseren Planeten 2 1/2 Mal
umspannen könnte.

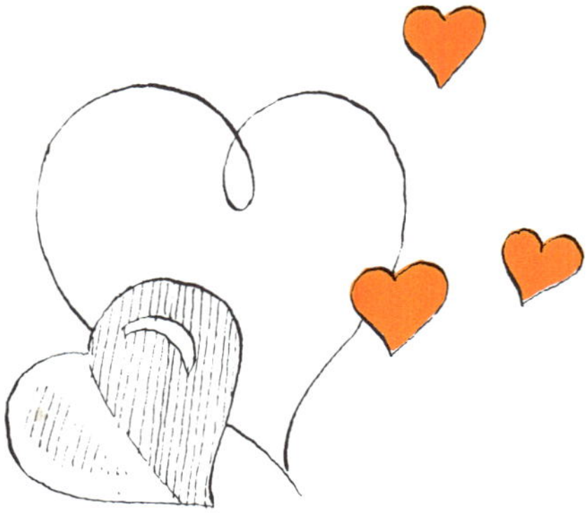

res 120 bis 140 Jahre ohne Panne funktionieren könnte. Das Herz schlägt hunderttausendmal täglich, 40 Millionen Mal jährlich. In 70 Jahren kommt es auf 3 Milliarden Herzschläge. Mit jedem Herzschlag pumpt das Herz 100 ml/1dl Blut in den Kreislauf; es sind dies in der Minute rund 7 l Blut, in der Stunde 300 l Blut, und dies bei einer Länge der Blutbahnen von rund 100 000 km, was einem zweieinhalbfachen Erdumfang entspricht.

Bei der Beschreibung von Gefühlszuständen spielt das "Herz" eine wichtige Rolle.

Das Herz symbolisiert Gefühle, Freude, Ängste, Trauer. Eine Mutter sagt mit freudiger Stimme, daß sie ein Kind unter dem Herzen trage. Verliebte schreiben einander: ich habe Dich von Herzen gern". Wenn der "Liebesgott Amor" besonders gnädig ist, durchbohrt er mit seinem spitzen Pfeil den Herzmittelpunkt von Männlein und Weiblein. Herzen werden in Baumrinden gekerbt, auf Fassaden gemalt, auf Karten gedruckt usw. Es wird herzlich gegrüßt. Wir sprechen von einem beklemmenden Gefühl auf dem Herzen. Das Herz fällt uns in die Hosen.

Unser Herz ist der leistungsfähigste Motor

Es gibt keine Maschine, die sich rühmen könnte, ohne Unterbruch 70, 80 oder noch mehr Jahre ohne Reinigung und Auswechseln von Teilen zu arbeiten. Anders das Herz: Es ist so geschaffen, daß es bei gesunder Lebensweise ohne weite-

Die Funktion des Herzmuskels

Das Herz ist bloß so groß wie eine Faust. Es liegt auf der linken Seite des Brustkorbes. Das Organ setzt sich aus Muskelzellen zusammen, die über die Herzkranzgefäße mit Blut versorgt werden. Die Muskelzellen sind für die Pumptätigkeit verantwortlich.

Dem Herz steht die Aufgabe zu, den Organismus mit Blut zu versorgen. Mit dem Blut werden Sauerstoff, Nährstoffe, Mineralsalze und wichtige Abwehrstoffe in die Zellen gebracht und Schlackenstoffe abgeführt.

Bei der Herzmuskelausdehnung füllt sich das Herz mit Blut. Dieses wurde zuvor in der Lunge mit Sauerstoff angereichert. Beim Zusammenziehen des Herzmuskels gibt das Herz das Blut an den Kreislauf weiter. Das Zusammenziehen heißt in der Fachsprache "Systole", das Ausdehnen "Diastole". Dies erklärt auch, weshalb es beim Blutdruckmessen zwei Werte gibt, den diastolischen und den systolischen.

Automatismen lenken das Zusammenspiel von Herz und Kreislauf. Das Herz verfügt über eigene

Reizgeber, die bewirken, daß sich der Muskel zusammenzieht und so das Blut in die Adern gepumpt wird. Fällt das System aus, muß ein künstlicher Herzschrittmacher das Herz in "Trab" halten.

Unser Herz ist in Gefahr

Wir leben in materiellem Wohlstand und sozialer Sicherheit. Die medizinische Versorgung könnte besser nicht sein. Und trotzdem nehmen die Herz- und Kreislauferkrankungen zu. Nach einer Untersuchung der Weltgesundheitsorganisation WHO sind beinahe 50% aller Todesfälle auf Erkrankungen des Herz-/Kreislaufsystems zurückzuführen. Jeder zweite von uns stirbt also an einer Herzkrankheit. Woran liegt es? An unserer Lebensweise. Hektik im Alltag, ungesunde Ernährung, Bewegungsmangel, Genußgifte und seelischer Streß sind Risikofaktoren für Herz und Kreislauf. Sie machen den Organismus krankheitsanfällig und schwächen ihn. Es kommt zu Herzerkrankungen wie Angina pectoris, Herzinfarkt, Herzstillstand, Herzinsuffizienz, Herzneurose, Rhoemheld'sches Syndrom usw.

Menschliches Fehlverhalten und seine Folgen

Wir alle kennen die Risikofaktoren für Herz und Kreislauf. Solange man aber gesund und munter ist, will man sich von den liebgewonnenen gesundheitsschädigenden Lebensgewohnheiten nicht trennen. Tatsache ist, daß die "Jugendsünden" den Menschen häufig in der Mitte des Lebens einholen. Der Arzt diagnostiziert ein Herzleiden. Erst jetzt setzt bei vielen Menschen der Umdenkprozeß ein. Es darf aber nicht bei diesem ersten Schritt bleiben. Taten müssen folgen.

Risikofaktoren sind:

- Streß, seelische Belastungen, Ärger, Überanstrengung, Schlafstörungen.
- Rauchen. Die im Rauch enthaltenen Schadstoffe bewirken ein Zusammenziehen der Blutgefäße. Der Blutdruck steigt, und das Herz muß gegen einen erhöhten Widerstand ankämpfen.
- Alkoholmißbrauch, übermäßiger Kaffee- und Schwarzteegenuß.
- Drogenkonsum.
- Eine zu fette, zu salzige und zu süße Ernährung führt einesteils zu Übergewicht und zu einem Vitamin- und Mineralmangel, anderenteils kommt es in den Blutbahnen zur Ablagerung von Schadstoffen. Wir sprechen von Arterienverkalkung. Auch hier muß das Herz das Blut bei größerem Widerstand durch die Bahnen pumpen.
- Chronische Entzündungen und Eiterherde, häufig an Zahnwurzeln und Mandeln, müssen unbedingt behandelt werden. Bakteriengifte, die ins Blut übergehen, machen das Herz krank.
- Rheumatische Erkrankungen. Wir wissen, daß in 60-70% der Fälle von akutem Rheumatismus mit einem Herzleiden gerechnet werden muß. Rheumatismus soll nicht mit Schmerzmitteln und Cortison unterdrückt, sondern kausal behandelt werden.
- Selbst banale Infekte wie Schnupfen, Grippe, Bronchitis usw. können, wenn sie häufig oder chronisch auftreten, zu Herzbeschwerden führen. Jede Maßnahme zur Abhärt-

tung und natürlichen Infektverhinderung steigert die körpereigenen Abwehrkräfte und ist ein Baustein für eine bessere Gesundheit des Herzens. Je mehr Risikofaktoren gleichzeitig zusammentreffen, desto größer ist die Gefahr für das Herz.

Symptome einer Herzstörung

Im gesunden Zustand arbeitet unser Herz so normal und unauffällig, daß uns seine enorme Pumpleistung nicht einmal bewußt wird. Bei Unregelmäßigkeiten hingegen meldet es sich vehement. Wir sollten die Signale gleich zu Beginn ernst nehmen, dies im Sinne einer "Schadensbegrenzung". Es können dies sein:

- Müdigkeit, Schlafstörungen, Aufschrecken im Schlaf, schlechte Verträglichkeit in linker Seitenlage zu schlafen, nächtliches Wasserlassen, Reizbarkeit, Kribbeln und Ameisenlaufen (Taubheitsgefühl) in den Extremitäten.
- Herzklopfen , Herzstolpern, Herzstiche, Herzschmerzen bis in den Arm ausstrahlend, Herzangst, Beengung der Brust.
- Unregelmäßiger Puls, Bluthochdruck, Kurzatmigkeit, Kopfweh, Schwindel, Ohrensausen.
- Blaue Verfärbung von Lippen, Haut und Fingern, Gesichtsröte.

Der Mensch ist kein Roboter

Der gesunde Ausgleich zwischen Spannung und Entspannung ist für das Herz Balsam. Dazu gehört auch ein gesunder Schlaf. Dieses natürliche "Heilmittel" muß von uns streßgeplagten Zeitgenossen oft mühsam erkämpft werden. Zu beneiden sind all jene, die es schaffen, am Mittag ein Nickerchen zu machen - auch ein Tonikum für das Herz.

Autogenes Training

Menschen, die täglich Autogenes Training machen, kennen die entspannende Wirkung auf Herz und Kreislauf. Sie erholen sich besser und schlafen besser. Die Durchblutung von Händen und Füßen ist optimaler, die Muskelleistung und Konzentrationsfähigkeit nimmt zu. Gleichzeitig nimmt das Schmerzempfinden ab. Das Autogene Training ist keineswegs zeitaufwendig. Es lohnt sich in jedem Fall, diese Entspannungstechnik in einem Kurs zu erlernen.

Man konzentriert sich liegend bei völliger Entspannung auf folgende Formel, die man mehrmals wiederholt: "Ich bin ganz ruhig und gelassen. Mein Herz schlägt ruhig und gleichmäßig. Alle meine Muskeln und Organe sind völlig entspannt. Mit jedem Atemzug werden sie gleichmäßig und gut durchblutet". Diese Übung hilft besonders denjenigen, die nervlich bedingte Herzstörungen haben.

Bewegung ist Leben

"Der erste Fehlgriff des Menschen war die Erfindung des Rades", schrieb ein amerikanischer Satiriker. Wie recht er hatte. Mit der fortschreitenden Technisierung wird unser Leben zwar immer bequemer, aber auch ungesünder. Ein gesundes Herz braucht Bewegung. Verweichlichung macht es krank. Bewegen wir uns also viel in der freien Natur: Gymnastik, Wandern, Joggen, Schwimmen, Langlauf usw. Bewegung schenkt uns Vitalität und auch Lebensfreude.

Atemübungen

Viele Menschen atmen zu flach und nehmen dadurch nur einen Bruchteil der möglichen Atemluft auf. Das Herz wird durch die flache Atmung zuwenig gefordert, und der Sauerstoffgehalt im Blut ist entsprechend niedrig.

Mit täglichen Atemübungen stärken wir das Herz und verbessern die Sauerstoffkonzentration im Blut. Es genügt schon, wenn wir morgens und abends je 10 tiefe Atemzüge an der frischen Luft ausführen. Wir atmen über die Nase tief ein und lassen die Luft mit einem Zischton durch den Mund wieder ausströmen.

Wasseranwendungen nach Kneipp sorgen für Abhärtung

Wasseranwendungen härten nicht nur ab, sie entspannen auch und fördern die Durchblutung. Man sollte die Anwendungen (Güsse, Wickel, Waschungen) nicht zu heiß und nicht zu kalt durchführen. Milde Reize, z.B. täglich kalte Abwaschungen des ganzen Körpers mit anschließendem Trockenbürsten der Haut für eine gute Durchwärmung sind für das Herz sehr geeignet. Das Trockenbürsten hat sich besonders bewährt, da es nach entsprechender Anweisung leicht erlernbar und selber durchführbar ist. Man verwendet für Gesicht und Hals eine weiche, für die übrigen Körperteile eine härtere Bürste, am besten aus Naturborsten: Arme und Beine werden zum Herzen, der Körper im Uhrzeigersinn gebürstet, solange, bis die Haut deutlich gerötet ist. Die gute Durchblutung gibt Vitalität und Frische. Die Gliedermüdigkeit verschwindet.

Die richtige Ernährung hält das Herz gesund

Eine gesunde, vollwertige, wenn möglich biologische Ernährung bekommt dem Herz am besten. Wir wissen, daß rund 40% der inneren Krankheiten auf falsche Ernährung und dadurch verursachte Verdauungsstörungen zurückzuführen sind. Die Tendenz ist steigend. Als grobe Faustregel gilt: man gebe 75% des Ernährungsbudgets für Gemüse, Salate, Früchte, Getreide/Getreideprodukte und Hülsenfrüchte aus, den Rest für die übrigen Nahrungsmittel.

Für Herzkranke gibt es zusätzlich diätetische Richtlinien:

1. Verzicht oder weitgehender Verzicht auf Kochsalz. Als Ersatz dienen Gewürze und Kräuter.
2. Sehr kleiner Fettkonsum. Nur kaltgepreßte Öle verwenden.
3. Verzicht auf Weißmehl und daraus hergestellte Produkte sowie auf Fabrikzucker.
4. Bei Übergewicht muß eine Gewichtsreduktion angestrebt werden.

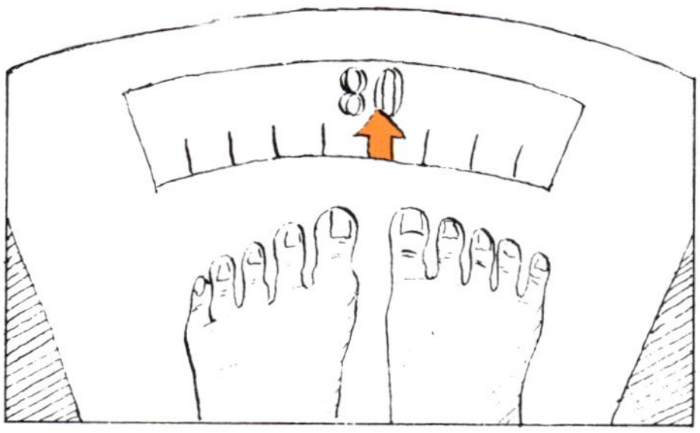

Checkliste

	nein	vereinzelt	ja	oft
1. Verspüren Sie Herzschmerzen, Herzstiche, Herzenge?	0	3	5	10
2. Leiden Sie an Herzklopfen, unregelmäßigem Puls oder ängstlicher Unruhe in der Herzgegend?	0	3	5	10
3. Sind Sie überreizt, gestreßt, verstimmt, überlastet oder depremiert?	0	3	5	10
4. Werden Sie nervös und gereizt, wenn eine schwierige Aufgabe oder viel Arbeit auf Sie wartet?	0	3	5	10
5. Haben Sie mehr als 10% Übergewicht?	0	2	4	8
6. Sind Sie Raucher?	0	2	4	10
7. Trinken Sie Alkohol?	0	2	4	10
8. Essen Sie viel Fett, Fleisch, Süßigkeiten, Salz, Zucker? Trinken Sie viel Kaffee?	0	2	5	10
9. Leiden Sie unter Kopfweh, Kopfdruck, Schwindel, Ohrgeräuschen?	0	2	4	10
10. Haben Sie einen hohen Blutdruck?	0	2	5	10
11. Leiden Sie unter Schlaflosigkeit? Wachen Sie nachts häufig auf?	0	2	5	10
12. Nehmen Sie Beruhigungs- und Schlafmittel?	0	2	5	10
13. Müssen Sie in der Nacht Wasser lassen?	0	2	4	8
14. Leiden Sie an Diabetes, Gicht? Haben Sie erhöhte Cholesterin- und Triglycerinwerte?	0	3	5	10
15. Haben Sie Eiterherde an Zahnwurzeln, auf den Mandeln, in der Stirnhöhle?	0	3	5	10
16. Bewegen Sie sich kaum? Können Sie sich schlecht lockern und entspannen?	0	3	5	10
17. Fühlen Sie sich krank, gesundheitlich angeschlagen, müde?	0	3	5	10

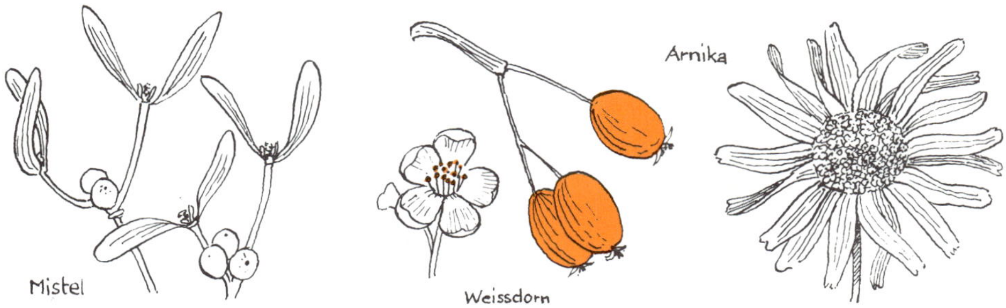

Natürliche Hausmittel für das Herz

Das Weizenkeimöl hat einen hohen Anteil an essentiellen Fettsäuren, Vitamin E und Biocosanol. Dieses Öl ist ein vorzügliches Naturprodukt für das Herz. Es verbessert die körperliche Leistungsfähigkeit, erhöht die Aufnahme von Sauerstoff durch das Blut, hat einen günstigen Einfluß auf die Sauerstoffabgabe an das Herzmuskelgewebe. Die Kreislaufarbeit wird verbessert, die Streßzustände des Herzens nehmen ab. Dosierung bei kurmäßiger Einnahme: 3mal täglich 1 Weizenkeimölkapsel nach der Mahlzeit.

Magnesium ist Balsam für Herz und Nerven. Es wird auch als Antistreßmineral bezeichnet. Besonders angezeigt ist das Mineral bei Herzrythmusstörungen, Herzenge, Herzschmerzen, Herzdruck, Ameisenlaufen, Wadenkrämpfen, Verspannungen und innerem Zittern. Bei auffälligen Symptomen empfiehlt sich eine Magnesiumkur mit Magnesium-Aminochelat-Tabletten. Dosierung: täglich um 9 Uhr und 16 Uhr eine Tablette zusammen mit Wasser schlucken.

Blütenpollen sind dafür bekannt, daß sie die Herzleistung erhalten und verbessern. Die Pollen sind reich an wertvollen Aminosäuren, Mineralsalzen und Vitaminen (Vitamin A, D, B1, B12, C, Niacin, Panthothensäure und Folsäure). Kurmäßige Dosierung: für 3 Wochen jeweils morgens und mittags vor dem Essen 1 Teelöffel Blütenpollen mit Wasser einnehmen.

Kräuter für das Herz

Der Weißdorn (Crataegi herba) ist ohne Zweifel das wichtigste Heilkraut in der Behandlung von Herzkrankheiten. Die Wissenschaftler attestieren ihm, daß er einen Einfluß auf den Herzmuskelstoffwechsel hat. Man nennt den Weißdorn auch "Baldrian des Herzens". Seine Hauptwirkung liegt in der Herzberuhigung und in der Gefäßerweiterung. Dafür verantwortlich sind die Inhaltsstoffe Flavonide, Hyperoside, Quercetin, Vitexin, Aesculin, Saponin, Acetycholin und Gerbstoff. Empfohlen sei das Heilkraut insbesondere älteren Menschen, die an Herzstörungen leiden, und gehetzten Zeitgenossen mit leistungsschwachem Herz und Durchblutungsstörungen in den Kranzgefäßen.

Arnika (Arnicae flos) zählt eigentlich zu den Kräutern, die auf das Nervensystem Einfluß nehmen. Da jedoch viele Herzbeschwerden nervöser Natur sind, erscheint es sinnvoll, diese Pflanze in der Herztherapie einzusetzen. Immer dann, wenn durch eine innere Verkrampfung sich die Gefäße verengen und das Herz dadurch unzureichend mit Blut versorgt wird, hilft Arnika dank folgenden Wirkstoffen: ätherisches Öl, Bitterstoffe (Arnicin), Gerbstoffe, Arnideniol und Flavonglycosid. In großen Dosen wirkt dieses Heilmittel schädlich.

Die Mistel (Visci herba) enthält einen herz- und blutdurckwirksamen Stoff, der vor allem bei Bluthochdruck (Hypertonie) hilft. Auch in Fällen verminderter Gefäßelastizität schafft die Pflanze Linderung.

Echter Löwenschwanz, auch *Herzgespann* (Leonuri herba) genannt, löst Verkrampfungen des Herzens. Das Kraut hilft auch bei nervösem Herzklopfen, Streß und Angstzuständen. Die Wirkstoffe heißen Leonurin (ein Bitterstoff), Saponin und Alkaloide.

Herzbeschwerden können auch durch Blähungen ausgelöst werden. Das Zwerchfell wird nach oben gedrückt und das Herz dadurch bedrängt. Nicht das Herz braucht in diesem Falle die Aufmerksamkeit, sondern die Blähungen. Und hier hilft *die Mellisse* (Melissae folium). Sobald die Blähungen verschwunden sind, kann auch das Herz wieder frei atmen. Die Melisse hat des weitern dank ätherischen Ölen und ungesättigten Aldehyden einen beruhigenden und tonischen Einfluß.

Kräutertee

30 g *Weißdornblüten* samt Blättern (Crataegi herba cum flos), herzstärkend
10 g *Arnikablüten* (Arnicae flos), durchblutungsfördernd
30 g *Mistelblätter* (Visci folium), blutdurckregulierend
20 g *Herzgespann* (Leonuri herba), herznervenstärkend
20 g *Melissenblätter* (Melissae folium), beruhigend

3mal täglich 1 Teelöffel dieser Mischung in einer Tasse mit kochend heißem Wasser anbrühen, 5 Minuten ziehen lassen. abseihen, ungesüßt oder mit Honig gesüßt nach den Mahlzeiten schluckweise trinken.

HAB-Frischpflanzentropfen

20 ml *Weißdorntinktur* (Crataegi tincutra), herzstärkend
5 ml *Arnikatinktur* (Arnicae tinctura), durchblutungsfördernd
10 ml *Herzgespanntinktur* (Leonuri tincura), herznervenstärkend
10 ml *Misteltinktur* (Visci tincutra), blutdruckregulierend
5 ml *Melissentinktur* (Melissae tinctura), beruhigend

3mal täglich 15-25 Tropfen dieser Mischung, in wenig Wasser verdünnt, vor den Mahlzeiten einnehmen.

10 Gebote bei Herzkrankheit und zur Prävention

1. Du sollst so wenig wie möglich essen.
2. Du sollst maßvoll trinken.
3. Du sollst gar nicht oder nur wenig rauchen.
4. Du sollst gegen Streß ankämpfen.
5. Du sollst Dir oft einige Stunden Ruhe gönnen. Oder noch besser ein entspannendes Hobby ausüben.

6. Du sollst Dich täglich möglichst viel bewegen, mindestens aber 2 km mit zügigem Schritt gehen.
7. Du sollst in der freien Natur neue Kräfte auftanken.
8. Du sollst wissen, daß angemessene sportliche Betätigung mehr Erholung bringt, als stundenlanges Verweilen im fahrbaren "Untersatz".
9. Du sollst Dich nicht ärgern und nach Möglichkeit nicht in Wut geraten.
10. Du sollst alles tun, um mit Dir und Deiner Umgebung in Frieden zu leben.

Auswertung der Punktezahl

0-30 Punkte: Sie haben zwar einige Punkte gesammelt, es besteht jedoch kein Anlaß zur Beunruhigung. Hören Sie dennoch auf (Warn)signale des Herzens. Sie wissen jetzt, was prophylaktisch für ein gesundes Herz getan werden kann. Die eine oder andere Schwachstelle kann bestimmt noch eliminiert werden.

31-50 Punkte: Nehmen Sie die Signale Ihres Körpers ernst. Zwar sind die Anzeichen noch nicht alarmierend, eine gewisse Bereitschaft für Herzstörungen ist jedoch vorhanden. Gehen Sie die Checkliste nochmals durch. Prüfen Sie, was sich für die Gesundheit des Herzens zusätzlich tun können.

51-80 Punkte: Aufgrund der Punktezahl müssen Sie die (Warn)signale ernst nehmen. Gehen Sie die Checkliste nochmals durch. Besprechen Sie Ihre Beschwerden mit Ihrem Arzt oder mit einem Heilpraktiker. Sie müssen für die Gesundheit Ihres Herzens Ihre Lebensgewohnheiten umstellen.

Über 81 Punkte: Sehr wahrscheinlich ist Ihr Herz schon stark belastet. Sie gehören zur Überprüfung Ihrer Beschwerden dringend in ärztliche Obhut. Halten Sie sich strikte an die "10 Gebote bei Herzkrankheit und zur Prävention". Ändern Sie Ihre Lebensgewohnheiten.

Testen Sie Ihr Immunsystem

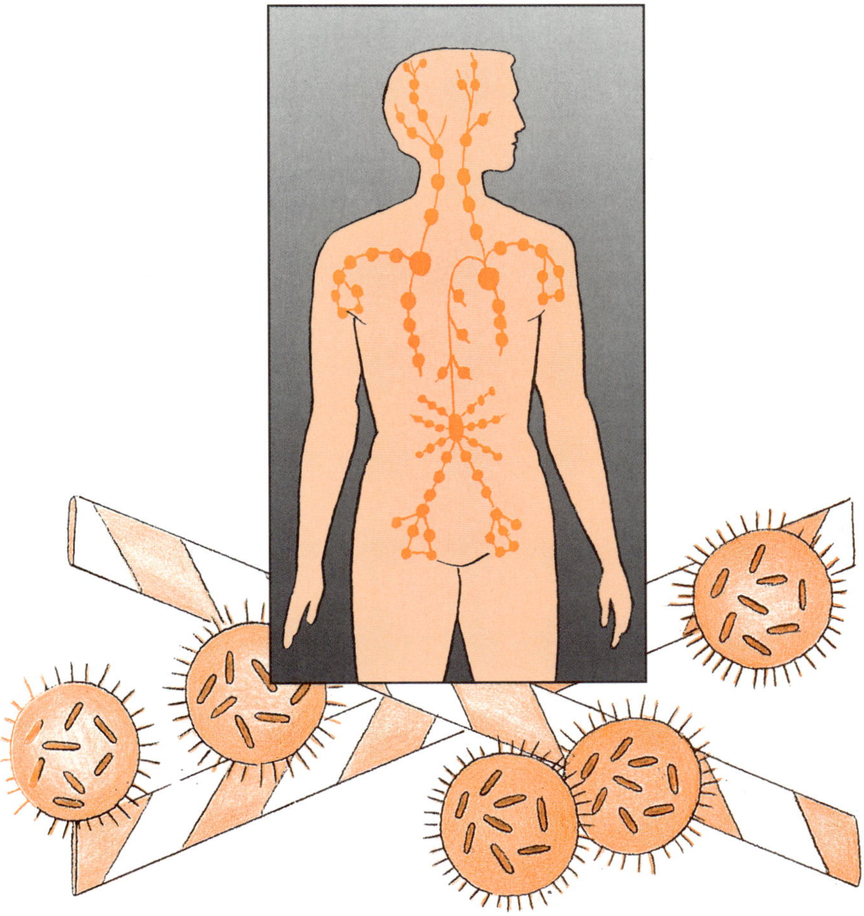

Viren, Bakterien, Parasiten und Umweltgifte
können für unsere Gesundheit
eine Bedrohung sein, wenn wir nicht
über ein leistungsfähiges Immunsystem verfügen.
Prävention heißt:
die Abwehrkräfte in gesunden Tagen stärken.

Die körpereigenen Abwehrkräfte sind das Barometer der Gesundheit

Ohne Unterbruch, Tag für Tag wehren sich die körpereigenen Abwehrkräfte gegen Krankheitserreger. Bei einem intakten Immunsystem merken wir kaum etwas davon. Erst wenn Viren, Bakterien oder Pilze so zahlreich auftreten, daß der Körper die Notbremse ziehen muß, äußert sich dies in körperlichen Symptomen. Wir werden von Unwohlsein, ja sogar von Krankheit geplagt. Wir bekommen Fieber, klagen über Müdigkeit, Gliederschmerzen, Entzündungen, Appetitmangel, Kopfschmerzen und Verdauungsbeschwerden.

Die körperlichen Beschwerden, die wir als Krankheit empfinden, sind Zeichen eines gesunden Körpers, eines intakten Immunsystems. Der Organismus zwingt uns, eine Ruhepause einzulegen, damit er seine Kräfte auf die Abwehr der feindlichen Erreger konzentrieren kann. Hier stehen wir in Gefahr, die natürliche, gesunde Reaktion mit Medikamenten, Aufputschmitteln usw. zu unterdrücken, um möglichst keine Zeit "zu verlieren". Obwohl diese Reaktion weit verbreitet ist, kann sie nicht unterstützt werden. Was wir an Zeit "gewinnen", schadet der Gesundheit.

Die Ansteckungsgefahr bei Grippe

Eine Grippewelle zieht durchs Land. Die weit verbreitete Meinung ist nur bedingt richtig, daß wir bei Kontakt mit einem infiszierten Menschen auch krank werden. Ausschlaggebend sind primär die körpereigenen Abwehrstoffe. Viele Menschen können genügend eigene Abwehrkräfte mobilisieren und sich erfolgreich gegen die krankmachenden Viren zur Wehr setzen. Andere, jene mit einem geschwächten Immunsystem, infiszieren sich schon bei einem kalten Luftzug. Sie werden von Fieber, Halsschmerzen, Schnupfen, Husten und Heiserkeit geplagt. Sie fühlen sich schwach und müde und brauchen Bettruhe.

Ein leistungsfähiges Immunsystem ist der beste Schutz gegen Krankheiten aller Art. Es ist der Hausarzt unseres Organismus und die wichtigste Körperfunktion überhaupt. Würden wir keine körpereigenen Abwehrkräfte besitzen, gäbe es den Menschen schon längst nicht mehr. Ein einziges Virus genügt.

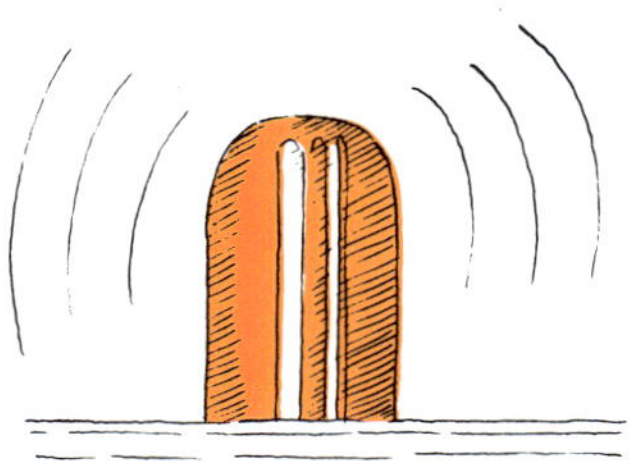

Das Immunsystem wacht über die Gesundheit

Das Immunsystem überwacht die komplizierten Vorgänge im Körper, um im richtigen Moment eingreifen zu können. Unser Lebensraum ist voll von kleinsten Lebewesen, die für das Auge zwar nicht sichtbar sind, jedoch unsere Gesundheit massiv gefährden können. Mit jedem Atemzug dringt ein Heer von Kranheitserregern in unseren Organismus ein. Unser Abwehrsystem muß sich mit diesen Eindringlingen auseinandersetzen. Es ist mit einer Polizeitruppe vergleichbar, die für Ruhe und Ordnung sorgt. Beim Angriff auf die

Schutzvorrichtung schaltet der Körper auf das Notstandsprogramm. Fieber, Müdigkeit, Leistungsschwäche, Entzündungen usw. sind die Reaktion. Schonung ist angesagt, damit sich das Immunsystem auf die feindlichen Erreger konzentrieren kann.

Gefährliche Eindringlinge

In jeder Sekunde dringen tausende von Fremdstoffen über die Atmung und mit der Nahrung in unseren Körper ein. Das Immunsytem entscheidet, ob ein Stoff abgewehrt werden muß:

Die Bakterien sind einzellige Lebewesen verschiedenster Art, die bei ungenügender Immunabwehr zur Krankheit führen. Die Bakterien können Salmonellen, Geschlechtskrankheiten, Lungenentzündung, Tbc, Nahrungsmittelvergiftungen, Keuchhusten, Scharlach usw. übertragen.

Die Viren sind winzige Krankheitserreger, die sich nur in lebenden Zellen vermehren können. Sie sind wesentlich kleiner als Bakterien und im Mikroskop nicht sichtbar. Wäre die Bakterie so groß wie ein Apfel, müßte man das Virus mit einem Punkt darstellen. Grippe, Herpes, Schnupfen, Gürtelrose, Röteln, Masern, Windpocken, Kinderlähmung usw. werden von Viren übertragen.

Parasiten sind schmarotzende Einzeller. Es können Pilze oder Würmer sein, die oft in Zellverbänden in Kolonien auf feuchtwarmen Oberflächen gedeihen. Sie können Krankheiten wie Fußpilz bis zur gefährlichen Malaria übertragen.

Die *Umweltgifte* können Zellen oder ganze Zellverbände in unserem Körper ersticken lassen, wenn sie nicht durch unsere körpereigenen Abwehrkräfte unschädlich gemacht werden. Zu den schädlichen Stoffen zählen Schwermetalle wie Kadmium, Blei, Strontium usw., aber auch Insektizide, Pestizide, Herbizide, radioaktive Stoffe in Luft, Wasser und Erde. Nicht unbedenklich sind auch die chemischen Verbindungen, die wir in Form von Medikamenten, Lebensmittelzusätzen, Aromastoffen, Färbemitteln, Stabilisatoren, Emulgatoren, Konservierungsmitteln usw. schlucken. Die Wissenschaft hat über 50000 Verbindungen gelistet, mit denen sich unser Immunsystem auseinandersetzen muß.

Der Aufbau des Abwehrsystems

Bei einem intakten Immunsystem handelt es sich um ein ständiges "Fressen und Gefressen werden". Wenn unser Organismus durch Einfluß von außen oder durch innere Prozesse mit einer Substanz in Kontakt kommt, die er als "körperfremd" und als schädlich einstuft, beginnt er sich zu wehren. Er bildet Antikörper, um den Fremdstoff, das Antigen, aufzuspüren, zu überwachen und letztendlich zu vernichten.

Das menschliche Blut enthält Zellen, die Eindringlinge unschädlich machen. Alles, was die Barriere von Haut, Schleimhaut und Magensäure durchbricht, wird von den Immunzellen attackiert. Es sind rund 5 Millionen weiße Blutkörperchen (Lymphozyten), die ständig in den Blutbahnen patroullieren. Gebildet werden sie im roten Knochenmark und sind in verschiedene Gruppen eingeteilt:

Makophagen (Phagozyten) sind Freßzellen, die Eindringlinge aufspüren und zerstören.

Leukozyten (Oberbegriff der weißen Blutkörperchen) verrichten Aufräumarbeiten nach erfolgter Abwehr.

Lymphozyten, eine Untergruppe der Leukozyten sind Träger der Immunabwehr und werden in B- und T-Zellen unterteilt. Die B-Zellen produzieren spezifische Antikörper, während die T-Zellen direkt auf die Eindringlinge reagieren.

Die Komplements arbeiten als Vermittler. Sie veranlassen die weißen Blutkörperchen und die Freßzellen zum Aufräumen nach erfolgter Abwehr.

Wichtig ist, daß die Zellen aktionsfähig sind. Daß immer genügend Blutpolizisten vorhanden sind, dafür sorgen die Neubildungszentren der Thymusdrüse, der Milz, der Lymphknoten, der Mandeln und des Dünndarms. Das menschliche Blut enthält rund 2500 Lymphozyten pro mm^3. Das Knochenmark produziert rund eine halbe Milliarde Lymphozyten und 100 Milliarden weiße Blutkörperchen (Granulozyten) täglich. Wir sind gewappnet für 10 Millionen Antigene (Eindringlinge).

Erste Barrieren gegen fremde Eindringlinge

Unser Immunsystem hat zwei Schutzvorrichtungen. Die erste Stufe sind Haut und Schleimhaut, die zweite Blut und Lymphflüssigkeit.

Der eigentliche Hautschutz wird in den Talgdrüsen produziert. Der Talg ist ein Gemisch von Fett und Wasser, das die Haut ähnlich einem Film überzieht. Krankheitserreger wie Bakterien, Viren, Parasiten, Pilze und Allergene werden bei gesunder Haut erfolgreich abgewehrt. Mit einer Fläche von 2 m^2 (bei Erwachsenen) ist die Haut die erste große Barriere gegen Eindringlinge.

Die Schleimhäute haben eine Oberfläche von rund 40 m^2. Sie sind in der Lage, Fremdstoffe aus der Luft und Krankheitsstoffe aller Art abzuwehren. Darüber hinaus sorgen Milliarden von gutartigen Bakterien in der Schleimhaut, u.a. im Mund, im Rachenraum, in den Augen, in der Nase, in der Harnröhre usw. für Abwehr. Die Schleimhäute des Magen-Darm-Traktes sind im Kampf gegen Krankheitserreger ebenfalls aktiv. Viele Eindringlinge werden von der Magensäure aufgelöst. Was an Fremdstoffen übrigbleibt, wird von den Immunzellen im Blut vernichtet.

Das Fieber hat eine Schutzfunktion

Das Fieber ist eine heilsame Reaktion des körpereigenen Immunsystems. Eine erhöhte Temperatur zeigt an, daß sich unser Körper mit den eingedrungenen Krankheitserregern auseinandersetzt und die Abwehrkräfte aktiv sind. Sie verteidigen sich gegen bakterielle Angriffe. Allein schon die Wärme ist in der Lage, gewisse Eindringlinge zu vernichten. Bei einer erhöhten Tempteratur wird der Körper besser durchblutet, was den Freßzellen und Leukozyten den Transport während dem Abwehrkampf erleichtert.

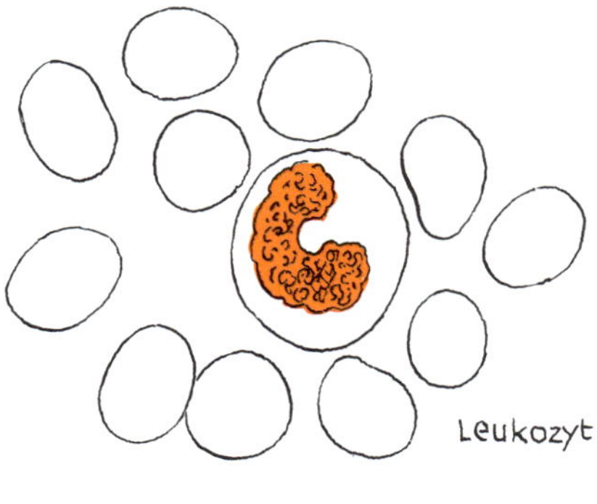

Da das Fieber Schutz- und Heilwirkung hat, ist es nicht ratsam, dieses mit Medikamenten zu unterdrücken. Hingegen können wir mit natürlichen Maßnahmen den Abwehrkampf unterstützen.

Vorsicht ist angezeigt bei stechenden Bauchschmerzen, Atembeschwerden und einem erhöhten Puls (80 bis 120 Schläge). Hier besteht Verdacht auf eine Lungenentzündung. Den Arzt aufsuchen.

Fieberbehandlung

- Bettruhe einhalten. Für frische Zimmerluft sorgen und sich gut zudecken.
- Auf einen geregelten Stuhlgang achten. Bei Verstopfung ein Klistier machen.
- Viel Flüssigkeit trinken, am besten eine Teemischung aus Stechpalmenblättern, Holunderblüten, Lindenblüten, Wiesengeißbart und Thymiankraut, zu gleichen Teilen (Apotheke/Drogerie).
- Vitamin-C-haltige Fruchtsäfte wie Sanddornsaft, Orangensaft trinken.
- Essigsocken senken das Fieber. Es braucht dazu 1 Paar Leinen- und Wollsocken, die bis zum Knie reichen. Wichtig ist, daß die Wollsocken etwas länger sind. Leinensocken in kaltes Wasser tauchen, dem man 1 Eßlöffel Essig beigibt. Essigsocken abtropfen lassen und anziehen. Die trockenen Wollsocken bis über die Knie ziehen. Bettruhe einhalten. Die Essigsocken nach 1 bis 11/2 Stunden ausziehen. Nach einer mehrstündigen Pause nochmals wiederholen.
- Je nach Krankheitsbild kann das Fieber mit homöopathischen Mitteln behandelt werden: Belladonna D6 bei plötzlich hohem Fieber mit heißem Kopf, Schwitzen am Kopf, Phantasieren, pulsieren der Arterien und feuchter Haut. Aconitum D6 bei plötzlich hohem Fieber, heißem Kopf ohne Schwitzen (bei Schweißausbruch kein Aconitum nehmen), schnellem, kräftigem Puls, Unruhe, Ängstlichkeit, trockener Haut. Ferrum phosphoricum D6 bei Fieber zwischen 38 und 39°C, Blutandrang im Kopf, Nasenbluten, wechselnder Gesichtsfarbe zwischen rot und weiß. Gelsemium D6 bei langsam steigendem Fieber (nicht über 39 °C), Müdigkeit, Erschöpfung mit Zittern, Benommenheit. Dosierung: Stündlich 10 Tropfen in wenig Wasser geben. Flüssigkeit kurz im Munde behalten. Bei Einnahme von Kügelchen: 3 Kügelchen auf die Zunge geben und schlucken.

Das schadet dem Immunsystem

Wie leistungsfähig unser Immunsystem ist, hängt größtenteils von unserem Verhalten und unserem Lebensstil ab. Der Mensch gefährdet seine Gesundheit und schwächt die Abwehrkräfte, wenn er sich von einer natürlichen, vernünftigen Lebensweise abwendet. Jede Art von Maßlosigkeit, sei diese von aussen diktiert oder selbst verursacht, ist ein Angriff auf das Immunsystem: seelische Konflikte, Streß, Überforderung, Überernährung, Bewegungsmangel, Genußmittel, Medikamentenmißbrauch, Schadstoffe aus der Luft, aus der Erde und aus dem Wasser, Zusatzstoffe und Rückstände in Nahrungsmitteln usw.

Die Palette der Medikamente, die jeden Tag geschluckt werden, ist groß. Zu erwähnen sind nebst Beruhigungs-, Schmerz-, Aufputsch- und Schlafmitteln das Antibiotika. Ihm konnte nachgewiesen werden,

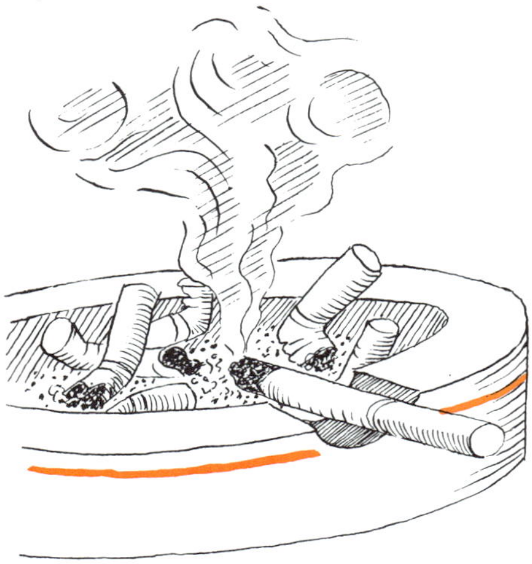

daß es das Immunsystem nachhaltig schwächt. Besonders in Mitleidenschaft gezogen wird die Bakterienflora des Darms. Auch das Cortison wirkt nachhaltig. Es führt zu einer verminderten Zahl zirkulierender Lymphozyten und Monzyten und unterdrückt dadurch die natürlichen Abwehrmechanismen. Nasen- und Atemsprays sind groß in Mode. Sie mögen bei Erkältung und Atembeschwerden für einen Moment Linderung bringen, bei häufiger Anwendung lähmen sie zum Teil die Schleimhäute des Atemsystems, da die Flimmerhärchen ihre Funktion nicht mehr wahrnehmen können.

Ohne Sonne kein Leben. Zuviel Sonne schadet der Gesundheit. Ein Sonnenbrand schwächt das Immunorgan Haut und fördert den Hautkrebs.

Die Genußgifte (Rauchen, Alkohol, Drogen, Koffein) berauben uns der Reserven an Vitamin C und Zink. Beide Stoffe sind für ein intaktes Immunsystem wichtig. Der Alkohol hat die Eigenschaft, gewisse Freßzellen der Leber zu vernichten. Das Nikotin schädigt die Freßzellen der Lunge.

Streß, Ärger, Depressionen, Überlastung, Überforderung zerstören die körpereigenen Abwehrkräfte. Daß der psychische Einfluß auf das Immunsystem nicht zu unterschätzen ist, geht auch daraus hervor, daß eine neue medizinische Wissenschaft, die Neuro-Immunologie, entstanden ist. Ihre These lautet: “Das Nervensystem hat über die Hormone eine direkte Verbindung zum lymphatischen System. Wird dieses durch ein psychisches Ungleichgewicht gestört, wirkt sich dies ungünstig auf das Immunsystem aus. Die Streßhormone im Blut blockieren die Abwehrkräfte”.

Die gesunde Ernährung

In einer Zeit, da über ein Drittel der Menschheit unterernährt ist und hungert, mutet es paradox an, daß wir in der westlichen Industriewelt gegen die Überernährung kämpfen müssen. Dieser Überfluß beschert uns eine ganze Reihe von Zivilisationskrankheiten, deren Ursprung u.a. in einem geschwächten Immunsystem zu suchen ist. Aber nicht nur die Menge, sondern auch die Art der Nahrungsmittel (denaturiert, viele Zusatzstoffe) schwächen unsere Abwehrkräfte.

Was die Nahrungsmittelmenge betrifft, ist es ratsam und der Gesundheit förderlich, wenn wir mit einem “kleinen Hunger” vom Tisch gehen. Die Nahrung soll so zusammengesetzt sein, daß wir genügend Vitalstoffe bekommen. Dazu zählen die Vitamine, Mineralstoffe, Spurenelemente, Enzyme und Ballaststoffe. Mit diesen lebenswichtigen Stoffen werden wir ausreichend versorgt, wenn wir uns vorwiegend vegetarisch (nach Möglichkeit biologisch) und vollwertig ernähren: Obst, Früchte, Salate, Rohkost, Gemüse, Nüsse, Keimlinge, Hülsenfrüchte, Kartoffeln, Gerichte und Produkte aus vollem Korn (Getreidegerichte, Brot und Backwaren, Müesli, Teigwaren usw.). Als Fett empfehlen sich kaltgepreßtes Öl: Sonnenblumenöl, Olivenöl, Distelöl, Maiskeimöl, Walnuß-/Baumnußöl. Das Öl ist reich an hoch ungesättigten Fettsäuren, d.h. essentiellen Fettsäuren. Sie können vom Organismus ohne Nebenwirkungen verarbeitet werden (tierische Fette speichern im Körper Fettsäure, was bei hohem Konsum zu einem Cholesterinüberschuß führt). Man verwende Salz sehr sparsam und würze vor allem mit Kräutern und Gewürzen. Der Knoblauch und die Zwiebeln haben die Fähigkeit, krankmachende Bakterien in Magen und Darm zu eliminieren.

Genügend Aufmerksamkeit ist der täglichen Flüssigkeitsmenge zu schenken, da sonst das Blut förmlich eindickt und der Transport von Lymphozyten, Freßzellen und Antikörpern durch den Wassermangel schlecht funktioniert. Unser Organismus braucht täglich rund 1 1/2 Liter Flüssigkeit in Form von Kräutertee, kohlensäurearmem Mineralwasser, verdünnten Frucht- und Obstsäften. Kaffee, Schwarztee, Milch, Limonaden und Alkohol sind keine Durststiller und sollten deshalb nur in kleinen Mengen getrunken werden. Als diätetisches Getränk für die Stärkung der Immunkräfte eignet sich der Saft aus Rote Bete/Randen. Er ist reich an Vitamin B, Beta-Carotin, Vitamin C, Zink, Kalium, Eisen usw.

Wenn wir der Ernährung im Kapitel Immunabwehr so viel Raum geben, so hat das seine Berechtigung. Eine falsche Ernährung (denaturierte Nahrungsmittel) führt häufig - nebst vielen anderen negativen Auswirkungen - zu chronischer Verstopfung. Die Abfallstoffe verweilen in diesem Falle zu lange im Dünndarm, was zur Bildung von Giftstoffen führt. Die Giftstoffe schwächen das Immunsytem. - Sobald sich der Körper an eine vorwiegend vegetarische Ernährung gewöhnt hat, gehören Verdauungsprobleme und Verstopfung der Vergangenheit an. Vor allem die Rohkost (Salate, rohes Gemüse, rohes Getreide) und die Früchte liefern so viel Ballaststoffe, daß der Darm genügend natürliche "Füllstoffe" hat, die eine normale Darmtätigkeit garantieren. Bei Beschwerden während der Nahrungsumstellung sind Leinsamen, Kleie, Milchzucker, Feigensiurp oder HAB-Frischpflanzentropfen mit Faulbaumrindentinktur hilfreich (siehe auch Kapitel Dünndarm).

Eine ausgewogene Ernährung reguliert das Gewicht, ohne daß man hungern oder eine Diät einschalten muß. Der Organisums erhält die Möglichkeit, aus den zugeführten Stoffen genügend weiße Blutkörperchen und Antikörper zu bilden, die in den Zellen als Baumaterial für die Abwehrstoffe verwendet werden.

Bewegung stärkt die Abwehrkräfte

Gemäß wissenschaftlichen Untersuchungen steigt die Aktivität der Killerzellen nach mäßigem Sport. Wichtig ist aber, daß das Training individuell richtig dosiert wird. Übertriebene Aktivität führt zu einer Schwächung des Immunsystems, was eine erhöhte Infektanfälligkeit zur Folge hat.

Checkliste

	nein	vereinzelt	ja	oft
1. Sind Sie anfällig für Grippe, Erkältung, Angina, Schnupfen, Bronchitis?	0	2	5	10
2. Haben Sie Probleme mit Herpes, Fieberbläschen?	0	2	4	8
3. Sind Ihre Lymphknoten geschwollen (Hals, Leiste, unter dem Arm)?	0	2	4	8
4. Leiden Sie an Allergien (Heuschnupfen, Metalle, Hausstaub, Tierhaare, Nahrungsmittel)?	0	2	4	8
5. Leiden Sie an Pilzerkrankungen (Fußpilz, Nagelpilz, Pilz in den Genitalien, Hautpilz)?	0	2	4	8
6. Nehmen Sie mehrere Medikamente ein (Cortison, Antibiotika, Rheumamittel)? Verwenden Sie Nasen- und Mundsprays?	0	2	4	8
7. Leiden Sie an Verstopfung?	0	2	4	8
8. Ist Ihre Ernährung unausgewogen (zuviel Fleisch, Fett Zucker, raffinierte und veredelte Produkte)?	0	2	4	8
9. Essen Sie wenig Rohkost, Früchte, Salate, Gemüse, Vollwertprodukte, biologische Produkte?	0	2	4	8
10. Sind Sie wetterfühlig?	0	2	4	8
11. Trinken Sie häufig Alkohol?	0	2	4	8
12. Rauchen Sie?	0	2	4	8
13. Leiden Sie unter Schlafstörungen, Schlaflosigkeit?	0	2	4	80
14. Sind Sie überfordert, gestreßt, überreizt?	0	2	4	8
15. Haben Sie Kummer, Sorgen, Ängste, Ärger?	0	2	4	8
16. Leiden Sie an Bewegungsmangel, frischer Luft?	0	2	4	8
17. Haben Sie Übergewicht?	0	2	4	8

Die Blut- und Lymphbahnen sind die wichtigsten Transportwege für die weißen Blutkörperchen und Antikörper, die den Kampf mit den Krankheitserregern aufnehmen. Ein stabiler Kreislauf hilft, daß die Abwehrkräfte rasch reagieren können. Beim täglichen sportlichen Training ist man sehr frei. Man kann einem Ball nachrennen, Radfahren, Rudern, Joggen, Gymnastikübungen machen, mit dem Vierbeiner zügigen Schrittes durch Wald und Wiese gehen. Wichtig ist die Bewegung. Das richtige Atmen nicht vergessen: täglich 10mal bei aufrechter Haltung durch die Nase tief einatmen und dabei die Arme heben. Den Atmen kurz anhalten und die Luft durch den Mund mit einem Zischton langsam ausströmen lassen, dabei die Arme senken.

Abhärtung stärkt die Widerstandskraft

Die Abhärtung, wie sie Sebastian Kneipp empfiehlt, stärkt auf natürliche Art die Abwehrkräfte. Mit genügend Abwehrkräften beugen wir Infektionen und Erkältungen vor. Bei den Kneipp'schen Therapien werden zudem die Regulationsvorgänge des Herz-Kreislauf-Systems stimuliert. Die krankmachenden Stoffe im Organismus werden schneller verarbeitet, und die "Feuerwehr" in Form der Abwehrzellen ist rascher am Einsatzort.

Tägliche Kneipp-Anwendungen: *Wechselgüsse der Arme und Beine und Wechselduschen* (man beginnt immer mit warmem Wasser und schließt mit kaltem Wasser ab), Taulaufen, Wassertreten, kalte Waschungen mit anschließendem Trockenbürsten der Haut (insbesondere für bettlägerige Menschen). Die Wasseranwendungen dürfen nur bei gut durchwärmtem Körper und bei normaler Blutzirkulation durchgeführt werden.

Vitamine stärken die Abwehrkräfte

Bei einer ausgewogenen, vollwertigen, vorwiegend vegetarischen Ernährung mit viel Frischkost bekommt der Organismus ausreichend Vitamine. Bei geschwächtem Immunsystem ist es notwendig, die Reserven mit speziellen Präparaten aufzubauen.

Das Vitamin C aktiviert die Freßzellen, erhöht den Interferonspiegel (Eiweißkörper, die von virusinfizierten Zellen gebildet und abgegeben werden. Sie hemmen die Vermehrung von Viren und können so andere Zellen vor einer Virusinfektion schützen) und verhindert die Bildung von krebserregenden Substanzen. Es unterstützt die Thymusdrüse in der Bildung von T-Zellen, regt die Freßzellen zum Bakterienfressen an und setzt die Histaminbildung im Körper herab. Sehr wichtig ist die Ascorbinsäure zur Entschärfung von Nitraten, die in vielen Nahrungsmitteln, z.B. in künstlich gedüngtem Gemüse, in gepökeltem Fleisch, in Wurstwaren, im Trinkwasser usw. enthalten sind. Das Salz der Salpetersäure wird im Körper durch Einwirkung des Speichels in Nitrit umgewandelt. Daraus werden Nitrosamine (krebserregende Verbindung) gebildet. Das Vitamin C kann die Umwandlung von Nitrit in gefährliche Nitrosamine verhindern. Raucher sollten wissen, daß jede Zigarette rund 25 mg Vitamin C im Körper vernichtet. Auch Dauerstreß und übermäßiger Alkoholkonsum nagt an den Reserven. Der Körper braucht

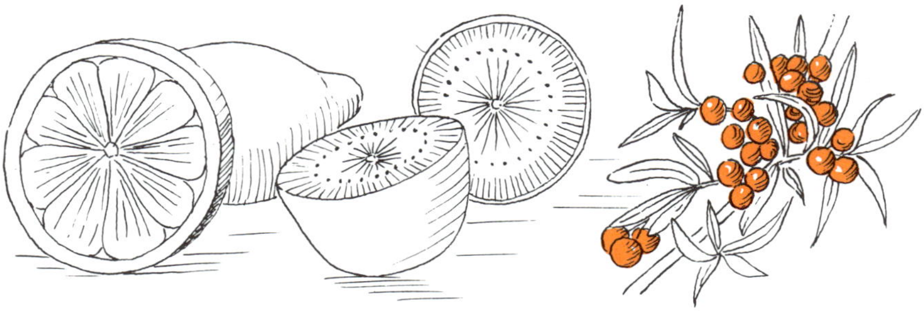

das Vitamin C, um Umweltbelastungen, chemische Lebensmittelzusätze und Medikamente im Organismus unschädlich zu machen. Der tägliche Bedarf von Vitamin C liegt bei 75 mg pro Tag. Eigentliche Vitamin C-Spritzen sind Zitrusfrüchte, Hagebutten, Kiwis, Sanddorn und entsprechende Vitaminpräparate.

Das Vitamin E unterstützt den Aufbau von Antikörpern, entfernt die Abfallprodukte der Immunaktivität und setzt die Auswirkungen der Umweltschadstoffe (z.B. Schwermetall, Smog) herab. Der tägliche Vitamin E Bedarf liegt für Erwachsene bei 60 mg pro Tag. Reich an Vitamin E sind kaltgepreßte Pflanzenöle, Weizenkeime und Weizenkeimöl-Kapseln.

Das Beta-Carotin ist wichtig für den Aufbau von T-Zellen. Es stärkt die Abwehrkraft von Haut und Schleimhaut und setzt die Gefahr krebsauslösender Umweltgifte (Abgase, Nahrungsmittel) herab. Der Erwachsene braucht täglich 15 mg Beta-Carotin. Reich an Beta-Carotin sind Melonen, Aprikosen, Gemüsepaprika/Peperoni, Broccoli, Spinat, Möhren/Karotten. Je nach Zubereitungsart immer mit wenig Pflanzenöl oder Butter anreichern. Nur so kann das Vitamin vom Organismus optimal verwertet werden. Im Handel sind auch Beta-Carotin-Präparate erhältlich.

Der B-Komplex (B-Vitamine) verbessert die Antikörperproduktion und beeinflußt die Thymusdrüsen-Aktivität. Der Vitamin B-Komplex ist für das ganze Immunsystem wichtig. Er hilft, schädliche Bakterien zu vernichten. Ein hoher Vitaminbedarf besteht bei Einnahme der Antibabypille, bei großem Kaffeegenuß, bei Rauchern, Alkoholikern und bei häufiger Einnahme chemischer Medikamente. Reich am B-Komplex ist die natürliche Bierhefe (Apotheke/Drogerie).

Spurenelemente

Ohne Mineralstoffe und Spurenelemente funktioniert das beste Immunsystem nicht. Lebensnotwendig sind Selen, Eisen, Magnesium und Zink.

Das Selen ist ein Spurenelement, das die Gesundheit unserer Körperzellen, die kleinsten Bausteine unseres Organismus, positiv beeinflußt. Unsere übersäuerten Böden haben dazu geführt, daß eine der wichtigsten Selenquellen, das Getreide, drastisch zurückgegangen ist. Viele Menschen leiden an einem Selenmangel. Dieses Defizit fördert die Krebsbereitschaft (insbesondere Brustkrebs) und schwächt die Zellen, welche für die Produktion der Abwehrkräfte verantwortlich sind. Das Selen bietet guten Schutz gegen schädigende Zellgifte und chemische Umweltstoffe, aber auch gegen Strahlung, Smog, Streß, Alkohol und Nikotin. Brot und Getreideprodukten den Vorzug geben, die von Korn aus biologischem Anbau hergestellt worden sind. Eine gute Selenquelle ist auch der Knoblauch und die Zwiebel. Bei geschwächtem Immunsystem ist ein Selenaufbau mit speziellen Präparaten empfehlenswert.

Die Eisenaufnahme wird infolge der Schwermetallbelastung in der Umwelt stark herabgesetzt. Frauen haben einen Tagesbedarf von 18 mg, Männer von 12 mg. Vor allem Frauen, junge Mädchen und Schwangere leiden an Eisenmangel. Reich an Eisen sind Spinat, Erbsen, Sojabohnen, Haferflocken und Honig. Bei einem Defizit empfiehlt sich eine Kur mit Frischpflanzen-Brennesselsaft: 3mal täglich 1 bis 2 Teelöffel Saft, mit Wasser verdünnt.

Das Magnesium ist ein Antistreß-Mineral und unerläßlich für ein starkes Immunsystem. Eine Magnesiumkur empfiehlt sich in folgenden Fällen: bei Schlafstörungen, Verkrampfungen, psychischen Beschwerden, Streß, zu hohem Blutdruck, erhöhtem Cholesterinspiegel, Herzkrankheit und Kreislaufstörungen, bei der häufigen Einnahme von Medikamenten. Die Dosierung liegt in diesen Fällen bei 400mg täglich. Geeignet sind Tabletten oder Pulver.

Das Zink spielt im Stoffwechsel eine wichtige Rolle. Bei Mangel schrumpft die Thymusdrüse, der Aufbau der Lymphozyten wird verhindert, die Killerzellen werden geschwächt und die Aktivierung von Enzymen wird gestört. Zink ist besonders wichtig nach chirurgischen Eingriffen, bei Diabetes und Rheuma. Der tägliche Bedarf liegt beim Erwachsenen bei 10 mg. Sowohl ein Mangel wie eine Überdosierung sind schädlich. Viel Zink enthalten die Getreideprodukte. Bei einem Defizit empfiehlt sich eine Kur 3 bis 4mal jährlich, während 3 Wochen. Geeignet sich Zinktabletten.

Heilpflanzen stärken das Immunsystem.

Der Sonnenhut (Echiacea purpurea) hat eine regulierende und stimulierende Wirkung auf die körpereigenen Abwehrkräfte, das bestätigen wissenschaftliche Untersuchungen. Echiacea-Extrakte stimulieren Granylozyten und Makophagen und hemmen die Population der Lymphozyten. Polysaccaride, das sind Vielfachzucker, sorgen dafür, daß die Freßzellen mehr aktiven Sauerstoff herstellen. Die Zellen werden dadurch in ihrer Abwehrkraft gestärkt. Das Extrakt nur sporadisch einnehmen. Eine Überdosierung regt das Immunsystem zu stark an. Gut ist eine einmonatige Kur im Frühling, Sommer, Herbst und Winter.

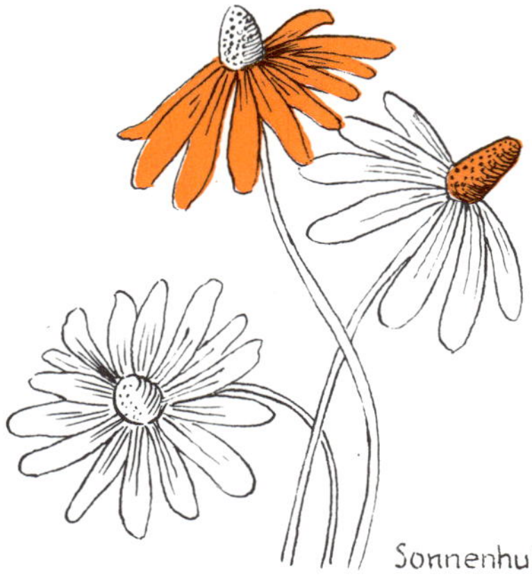

Sonnenhut

Die Taigawurzel (Eleutherococcus senticosus Maxim) stärkt insbesondere die T-Helferzellen und Killerzellen. Das Extrakt hilft, mit den heutigen umweltbedingten Belastungen besser fertig zu werden, Streßsituationen abzubauen und das körperliche und geistige Leistungsvermögen zu steigern.

Auch *der Wasserdost* (Eupatoria cannabium L.) ist eine abwehrstärkende Pflanze. Die Inhaltsstoffe sind vorbeugend gegen Grippe, Fieber, Katarrh, sie stärken die Widerstandskraft.

Der Thymian oder Quendel (Thymus vulgaris und Thymus serphyllum) ist dank den ätherischen Ölen ein Killer verschiedener krankmachender Bakterien und Viren. Er besitzt entzündungshemmende, abwehrstärkende und leistungssteigernde Kräfte.

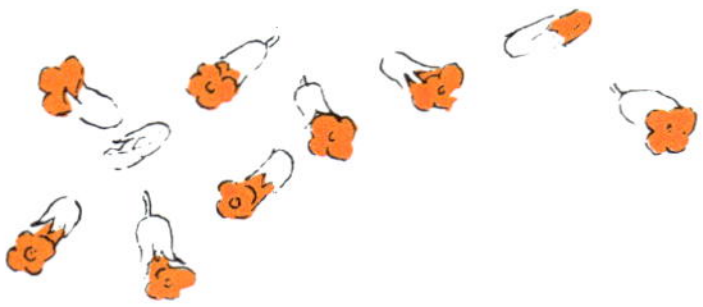

HAB-Frischpflanzentropfen stärken die Abwehrkräfte

30 ml Sonnenhuttinktur (Echinaceae tinctura)
30 ml Taigatinktur (Eleutherococci tinctura)
20 ml Wasserdosttinktur (Eupatoriae tinctura)
20 ml Thymiantinktur (Thymi tinctura)

3mal täglich 15-25 Tropfen (Erwachsene) oder 1 Tropfen pro Lebensjahr (Kinder), mit wenig Wasser verdünnt, einnehmen. Flüssigkeit kurz im Munde behalten und schlucken.

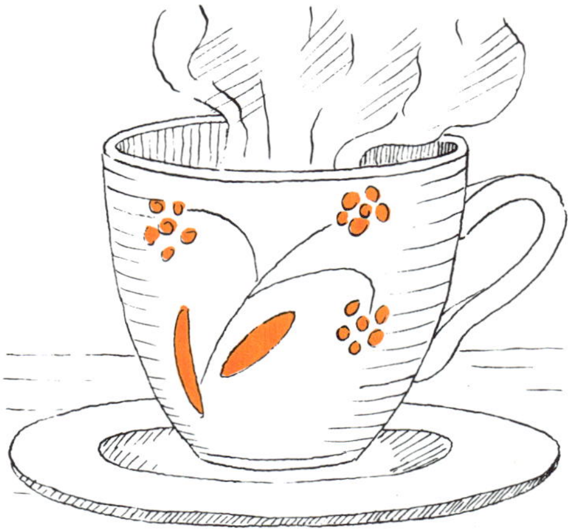

Kräutertee

40 g Taigawurzel (Eleutherococci radix)
20 g Wasserdostkraut (Eupatoriae herba)
20 g Thymiankraut (Thymi herba)
20 g Lindenblüten (Tilia flos)

2 bis 3mal täglich nach den Mahlzeiten 1 Teelöffel dieser Teemischung in einer Tasse mit kochend heißem Wasser anbrühen, 5 Minuten ziehen lassen, abseihen. Nach Belieben mit wenig Honig süßen, schluckweise trinken.

Alternative Heilmethoden

In der Alternativmedizin gibt es verschiedene Möglichkeiten und Verfahren, ein geschwächtes Immunsystem zu stärken. Man informiere sich bei einem Arzt für Naturheilverfahren oder einem erfahrenen Heilpraktiker. Infrage kommen: Eigenblutbehandlung, orthomolekulare Behandlung (gezielte Zufuhr von Mineralstoffen und Spurenelementen), Vitalogie, Sauerstoff-Therapie, Symbioselenkung, Enzym- oder Thymustherapie, klassische Homöopathie.

Auswertung der Punktezahl

0-25 Punkte: Sie haben zwar einige Punkte gesammelt. Zur Beunruhigung besteht jedoch kein Anlaß. Auch bei kleiner Punktezahl empfiehlt es sich, die eine oder andere Schwachstelle zu eliminieren. Der Körper ist dankbar, wenn man die (Warn)signale nicht ignoriert.

26-50 Punkte: Nehmen Sie die Warnsignale Ihres Körpers ernst. Die Situation ist nicht bedrohlich, eine gewisse Bereitschaft für Störungen ist aber vorhanden. Gehen Sie die Fragen noch einmal durch. Wo sind die Schwachstellen, was können Sie für die Gesundheit und ein leistungsfähiges Immunsystem tun?

51-70 Punkte: Ihre Immunkräfte sind geschwächt. Überprüfen Sie die Warnsignale sehr gut. Besprechen Sie die gesundheitlichen Probleme mit einem Arzt oder Heilpraktiker. Sie müssen Ihr Immunsystem stärken.

71-100 Punkte: Es steht um Ihr Immunsystem nicht zum besten. Besprechen Sie Ihre gesundheitlichen Probleme mit einem Arzt oder Heilpraktiker. Sie sollten sich gründlich untersuchen lassen. Eine Therapie ist konsequent einzuhalten. Ihre Lebensführung bedarf einer Umstellung, zum Wohle Ihrer Gesundheit. Wenn Sie die Warnsignale ernst nehmen, kann Ihr Immunvermögen regenerieren.

Wie gesund ist Ihre Leber?

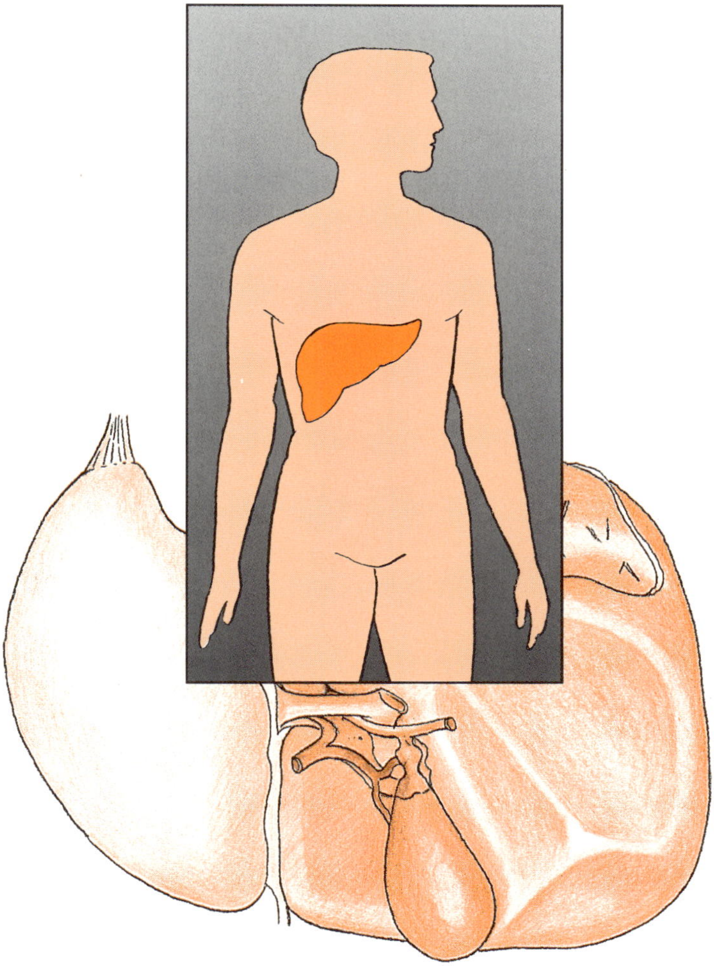

Wenn die Leber versagt, führt dies
zum Kollaps aller körperlichen Funktionen.
Die Leber ist das kleinste
und effizienteste Labor der Welt.
Sie ist ein multifunktionales Organ, das entgiftet,
entsorgt, speichert, umwandelt, produziert,
aufbaut.

Die Leber ist ein äußerst leistungsfähiges Organ

Frisch von der Leber gesagt: unsere Leber kann nicht ersetzt werden. Ungeahnt dessen treiben viele Menschen mit ihr Raubbau.

Wenn die Leber nicht arbeitet, wird der Körper vergiftet, die Muskeln erschlaffen, bei einer Verletzung ist das Blut nicht mehr zu stoppen, die Augen verlieren ihre Sehkraft, die Nieren stellen ihre Arbeit ein, selbst das Gehirn streikt. Unsere Vorfahren sahen in der Leber den Sitz des Lebens. Sie ist Mittelpunkt des vegetativen Systems.

Die Leber ist die größte menschliche Drüse

Das kleinste, aber effizienteste Chemielabor der Welt, die menschliche Leber, liegt im rechten Oberbauch, reicht aber bis in den linken Oberbauch hinüber. Die Leber bedeckt den oberen Teil der rechten Niere, einen Teil des Zwölffingerdarms und des Magens sowie die rechte Krümmung des Dickdarms. Das Organ hat die Form eines Dreiecks und besteht aus 2 zarten, schwammähnlichen "Lappen". Die Drüse ist von rotbrauner Farbe, 18 cm breit und 1,5 kg schwer. Geschützt wird sie größtenteils vom Brustkorb.

Das menschliche Chemielabor hat keine Konkurrenz

Die Leber arbeitet mit einer Perfektion sondergleichen. Sie kann ohne Übertreibung als biochemische Fabrik bezeichnet werden. Sie wird durch nichts übertroffen, was von Menschenhand geschaffen wurde. Was sie als Mikrolaboratorium alles leistet, läßt die chemische Industrie schwerfällig und unterentwickelt erscheinen.

Die Leber reinigt und entgiftet

Die Drüse Leber hat die Funktion einer Kläranlage. Sie entgiftet das Blut, indem sie Alkohol, Medikamente und sonstige Giftstoffe abbaut. Sie zerlegt die Stoffe so, daß sie über die Nieren und den Darm ausgeschieden werden können.

Nicht zuletzt spielt die Leber eine wichtige Rolle bei der Entsorgung des Stickstoffes und damit auch bei der Bildung von Harnstoff und Harnsäure.

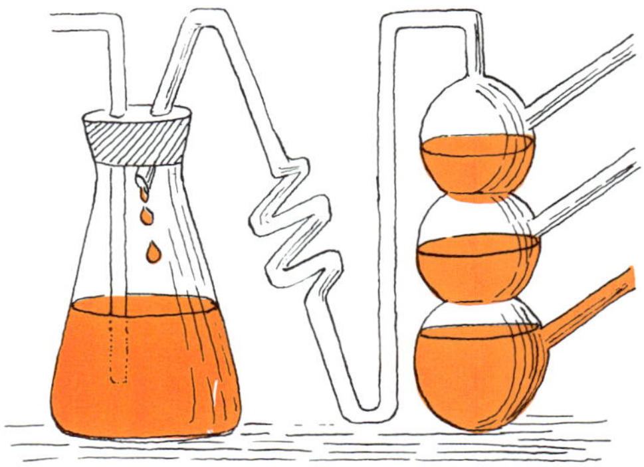

Die Leber ist ein Naturstoffspeicher

Die Leber arbeitet Tag und Nacht und sorgt für den Nachschub von körpereigenem Eiweiß. Sie ist in der Lage, die mit der Nahrung aufgenommenen Stoffe in verwertbare Proteine umzuwandeln und an den Organismus abzugeben. Das Eiweiß ist der Grundbaustoff des Lebens. Ohne diesen Stoff stellen Muskel- und Darmzellen, Nerven- und Schilddrüsenzellen ihre Arbeit ein.

Auch für die Kohlenhydrate dient die Leber als Zentrallabor. Der durch die Nahrung aufgenommene Traubenzucker (Glycose) wird in speicherbares Glycogen umgewandelt. Bei Bedarf, z.B. in Streßsituationen, wird die gespeicherte Energie wieder in den Kraftlieferanten Traubenzucker umgewandelt.

Die Leber baut Blutzellen auf

Auch bei der Blutbildung spielt die Leber eine wichtige Rolle. Alte Blutzellen werden abgestoßen, wobei gewisse Teile (Eiweiß) für die Neubildung verwendet werden. Das Organ wird mit reichlich Blut versorgt. Es sind dies in der Minute 1 1/2 Liter, im Tag 2 000 Liter, die das Herz in den Kreislauf und damit auch in die Leber pumpt.

Die Drüse produziert Verdauungssäfte

Die Leber produziert täglich rund 1 l Gallenflüssigkeit. Dies geschieht vor allem nachts zwischen 24.00 Uhr und 03.00 Uhr. Durch den Lebergang fließt die Galle in die Gallenblase, wird dort aufgefangen, eingedickt und bei Bedarf an den Zwölffingerdarm abgegeben. Die Gallenflüssigkeit spaltet die in der Nahrung enthaltenen Fette in kleinste Kügelchen. Die weitere Zerlegung erfolgt durch die Fermente des Bauchspeicheldrüsensaftes.

Die Leber ist ein multifunktionales Organ

Die Drüse nimmt noch zahlreiche andere Funktionen wahr, von denen einige erwähnt seien: Bildung von Substanzen, die für die Blutgerinnung notwendig sind, Träger von Mineralien und Vitaminen, Produzent wichtiger Immunkörper für die Abwehr von Krankheitserregern, Beteiligung bei der Bildung von Hormonen.

Die Leber meldet sich bei Störungen kaum zu Wort

Die Leber ist ein Organ, das trotz Höchstleistung vom Menschen wenig wahrgenommen wird. Das mag daran liegen, daß sich die lebenswichtige Drüse bei Krankheit und Störungen kaum bemerkbar macht. Wenn es dem "Superlabor" schlecht geht, sind wir nicht einmal von Schmerzen geplagt: die Leber besitzt keine schmerzleitenden Nervenfasern. Selbst eine lebensbedrohende Zirrhose kann jahrelang fortschreiten, ohne daß der Betroffene etwas davon merkt.

Unsere Leber klopft nicht wie das Herz, drückt und brennt nicht wie die Blase, kribbelt nicht wie die Füße, juckt nicht wie die Haut. Sie arbeitet völlig lautlos und unbemerkt. Wenn sie geschädigt ist, meldet sie sich meistens auf Umwegen über andere Organe.

Materieller Wohlstand ist für die Leber eine Gefahr

Die Gefahr kommt auf leisen Sohlen. Je besser es dem Menschen geht, um so mehr leidet die Leber. Dies sollte uns nachdenklich stimmen.

Vor dem sorgenlosen Umgang mit Genuß- und Suchtmitteln muß gewarnt werden. Alles, was im Überfluß konsumiert wird, muß die Leber verarbeiten. Zu den Schadstoffen zählen: Alkohol, Nikotin, Koffein, Eiweißzersetzungsprodukte, Medikamente, Drogen jeder Art, Fette, chemiebelastete Nahrungsmittel, Umweltgifte usw. Aber auch Streß, Angst und Ärger haben auf die Gesundheit der Leber einen Einfluß. Um was für ein "Gift" es sich auch immer handelt, sei es psychischer oder physicher Natur, es stört den Stoffwechsel in den Zellen. Es kommt zu einer vermehrten Fetteinlagerung in der Leber (Fettleber). Das Organ "wächst" und kann zuweilen mehr als doppelt so viel wie normal wiegen.

Anzeichen einer Leberkrankheit

Mögliche Warnsignale sind: Übelkeit, Blähungen, Appetitlosigkeit, Fettekel, Fettunverträglichkeit, heller Stuhl von lehmartiger Konsistenz, Durchfall abwechselnd mit Verstopfung, Kopfschmerzen zumeist in der rechten Schläfe und Stirnhälfte, Anschwellen des Bauches, Druckgefühl im rechten Oberbauch, Hautjucken, ungesunde Haut, Schlafsucht, Depressionen, Verstimmung, Glieder- und Muskelschmerzen, nächtliches Erwachen zwischen 24.00 und 03.00 Uhr, Gelbfärbung der Haut und der Augenbindehaut. Heftige Schmerzen in der rechten Bauchseite signalisieren meistens eine schwere Lebererkrankung.

Die Beschwerden müssen gut beobachtet werden. Bei häufigem Auftreten und starken Schmerzen unbedingt einen Arzt oder erfahrenen Heilpraktiker konsultieren. Der Arzt kann aufgrund erhöhter Mengen Transaminase im Blut die Diagnose auf Lebererkrankung stellen. Durch das Abtasten der Leber kann zudem festgestellt werden, ob eine Vergrößerung vorliegt. Im Krankheitsfall stößt die Leber unter dem rechten Rippenbogen hervor.

Wenn ein Leberschaden im Frühstadium erkannt und der chronische Reizzustand behoben wird, erholt sich das Organ meistens erstaunlich rasch und heilt völlig aus. Spätfolgen können dadurch verhindert werden.

Der Alkohol und seine Schädlichkeit

Fachleute vertreten die Ansicht, daß die große Zunahme von Leberkrankheiten (Leberentzündung = Hepatitis, Fettleber, Schrumpfleber = Zirrhose) vor allem auf das Konto Alkohol geht.

Die Leber eines Gewohnheitstrinkers ist permanent überfordert und in einem entzündlichen Zustand, was einen gravierenden Einfluß auf den Stoffwechsel hat. Nur um ein einziges Glas Bier (zirka 8 g

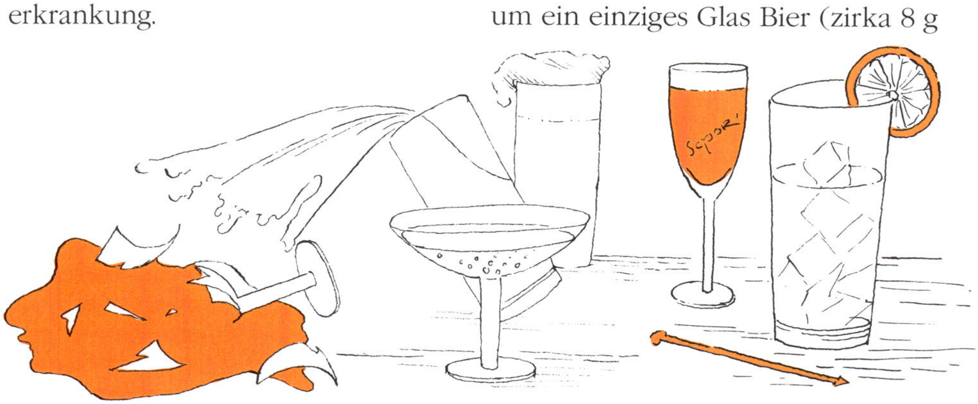

Alkohol) unschädlich zu machen, braucht die Leber eine volle Stunde. Das Organ kann bei Erkrankung nicht auf ein Partnerorgan zurückgreifen. Ein Trinker kann deshalb für sich auch nicht in Anspruch nehmen: "Wenn die Leber kaputt ist, trinke ich auf der Milz weiter". Wenn das Organ einmal das Schrumpfstadium (1. Stadium = Leberentzündung, 2. Stadium = Fettleber, 3. Stadium = Schrumpfleber) erreicht hat, besteht keine Hoffnung auf Rettung mehr. Die Leber ist nicht mehr in der Lage zu regenerieren.

Das Gefährliche für die Leber am Alkohol ist, daß die Kohlenhydrate (bei einem Gewohnheitstrinker sind dies große Mengen) in der Leber verwertet werden müssen, d.h. es erfolgt eine Umwandlung in Fett. Je mehr Alkohol konsumiert wird, je mehr Kohlenhydrate fallen an und je mehr Fett entsteht. Das überflüssige Fett lagert die Leber in ihren Zellen ein. Es kommt zu einer Organverfettung, die Stoffwechsel und Leberfunktion immer mehr behindern und beeinträchtigen.

Viele Menschen sind sich nicht bewußt, daß gerade der übermäßige Alkoholkonsum sehr rasch zu einer Fettleber führt: Junge Männer tranken während einem Versuch jeden Tag 2 Liter Wein. Nach drei Wochen hatten sie mit wenig Ausnahmen eine Fettleber.

Eine kranke Leber führt zu Folgekrankheiten

Gerade wegen den vielen Aufgaben der Leber kann es bei Erkrankung des Organs zu vielen Sekundärkrankheiten kommen: Zwölffingerdarmgeschwür, chronische Verstopfung und chronischer Durchfall, Gallensteine, Rheuma, Gicht, Blutarmut, Kopfweh, Migräne, Depressionen usw.

Diätetische Empfehlungen bei Leberbeschwerden

Wir können mit einer Ernährungsumstellung die Gesundheit der Leber fördern und sie vor schädlichen Einflüssen schützen. An erster Stelle steht die Nahrungsmenge. Sie sollte so bemessen sein, daß wir uns nach dem Essen genauso wohl fühlen wie vorher. Den Tisch mit einem leichten Hungergefühl zu verlassen, ist ideal. So überfordern wir weder die Leber noch das Verdauungssystem. Am besten sind einige kleine Mahlzeiten über den Tag verteilt. Üppige Kost meiden. Von den alten Ägyptern stammt folgende treffende Aussage: Der Mensch lebt von einem Drittel der verzehrten Nahrung, von den restlichen zwei Dritteln lebt der Arzt.

Eine möglichst naturbelassene Kost trägt wesentlich zur Gesundheit der Leber bei. Rohes Obst und Gemüse, Salate und Vollkornprodukte aus biologischem Anbau sind die Eckpfeiler einer gesunden Ernähung. Empfehlenswert sind zudem: Rettich, Vitamin F-haltige Nahrungsmittel wie Sonnenblumenkerne, Mohnsamen, Leinsamen, Sesam, Oliven, Mandeln, ferner Vollwertmüslis mit gehackten Nüssen, Pflanzeneiweiß aus Soja, Weizenkeime, Naturreis, Bittersalate, Spinat, Artischocken , biologisches Sauerkraut, Gemüsesäfte, Heidelbeer-und Johannisbeersaft, Quark, Molke, Bananen. Die Butter ist durch hochwertige Pflanzenmargarine zu ersetzen. Anstelle von Kristallzucker ist Fruchtzucker zu verwenden. Er ist für die

Checkliste

	nein	vereinzelt	ja	oft
1. Haben Sie schon einmal eine Gelbsucht (Hepatitis) gehabt?	0		4	8
2. Trinken Sie täglich mehr als 60 g reinen Alkohol (5 Glas Bier oder 3 Glas Wein)	0	3	5	10
3. Müssen Sie täglich Medikamente einnehmen?	0	2	3	6
4. Sind Sie oft müde, abgeschlagen, erschöpft?	0	2	3	6
5. Leiden Sie an Völlegefühl?	0	2	3	6
6. Leiden Sie an Fettunverträglichkeit?	0	2	3	6
7. Haben Sie mehr als 20% Übergewicht?	0	2	4	8
8. Leiden Sie unter beruflichem oder privatem Streß?	0	2	4	8
9. Haben Sie einen erhöhten Blutzuckerspiegel (kann mit einem Urintest zuhause kontrolliert werden)	0	2	4	8
10. Leiden Sie an Gallendruck im rechten Unterbauch oder an Gallenkoliken?	0	3	5	8
11. Leiden Sie unter Hautjucken oder einem Hautausschlag?	0	2	3	6
12. Haben Sie erhöhte Cholesterin- oder Triglyceridwerte?	0	2	4	8
13. Leiden Sie an Verstopfung, haben Sie hellen Stuhl, Durchfall?	0	2	4	6
14. Essen Sie große Portionen, üppige Kost, fetthaltige Speisen, viel Fleisch und Wurst?	0	2	4	8
15. Haben Sie Glieder- und Muskelschmerzen?	0	2	4	8
16. Leiden Sie unter Kopfschmerzen, Migräne in der rechten Kopfhälfte?	0	2	4	8
17. Sind Sie depressiv, verstimmt?	0	2	4	8
18. Leiden Sie an Appetitlosigkeit, Übelkeit?	0	2	4	6
19. Erwachen Sie zwischen 24.00 und 03.00 Uhr?	0	2	4	6
20. Nehmen Sie Drogen?	0	2	4	10

Leber bekömmlicher. Täglich höchstens 60 g Fett (versteckte Fette eingerechnet) in Form von kaltgepreßtem Öl wie Distelöl, Sonnenblumenöl, Olivenöl oder Walnuß-/Baumnußöl und Margarine. Die Speisen mit verdauungsfördernden Kräutern und Gewürzen aromatisieren: Estragon, Majoran, Fenchel, Dill, Basilikum, Kümmel, Bohnenkraut usw. Im Frühjahr zusätzlich Brunnenkresse, Bärlauch, Gundelrebe, Günsel, bitteres Schaumkraut und Löwenzahnblätter, die man in der freien Natur pflückt.

Zu meiden sind: Schweinefleisch generell, Leber, Würste, Gebratenes, Pommes frites, üppige Saucen, Alkohol, Kaffee, Schokolade, blähendes Gemüse (Kohlarten), Linsen.

Natürliche Heilmittel für die Leber

Einen günstigen Einfluß auf die Lebertätigkeit haben *tägliche Wickel.* Ein Leinentuch in kaltes Wasser tauchen. Abgetropftes Tuch auf die Bauchdecke zwischen Brustmitte und Hüftknochen legen. Mit einem Frottiertuch zudecken. In eine Wolldecke hüllen. Leberwickel nach 1 bis 2 Stunden entfernen. Weitere 30 Minuten liegen bleiben. Der Wickel verbessert die Durchblutung der Leber, was sich bei Störungen und entzündlichen Prozessen günstig auswirkt. Wickel lassen sich auch mit Kartoffelbrei, Heublumensäcken und Leinsamenumschlägen machen.

Gut für die Leberfunktion ist *der Artischockensaft.* Morgens, mittags und abends 1 Eßlöffel Artischockensaft mit einem Glas Wasser verdünnt nehmen. Die Wirkstoffe entgiften und regenerieren die Leber, senken Blutfettwerte und beugen Gallensteinen vor. Zugegeben, der Artischockensaft schmeckt etwas bitter, doch gerade in den Bitterstoffen liegt die große Kraft für die Gesundheit der Leber.

Die kurmäßige Einnahme von *Löwenzahnsaft, Brennesselsaft, schwarzem Rettichsaft oder Molke* regeneriert und entgiftet die Leber ebenfalls.

Bei Leberschwäche und für die Gesundheit der Leber zweimal wöchentlich *ein Heublumenbad* nehmen: Wassertemperatur 40°C, Badedauer 30 Minuten. Dieses Bad kann nur Menschen mit einem völlig gesunden Herz empfohlen werden.

Heilkräuter für die Leber

Für die Regenerierung und Stärkung der Leber gibt es zahlreiche Heilpflanzen. Sie helfen dem Organ bei der Entgiftung und bei der Bildung neuer Leberzellen. Die Heilkräuter unterstützen die Leber in ihrer Arbeit ganz allgemein, sie bauen Reizzustände ab, hemmen Entzündungsprozesse und stimulieren die Gallenproduktion. Es handelt sich dabei meistens um Heilpflanzen mit einem hohen Bitterstoffanteil. Je bitterer die Naturarznei ist, desto wirksamer ist sie für die Leber.

Die Mariendistel enthält in der Frucht einen Leberschutzfaktor. Das Silymarin ist einer der wenigen Wirkstoffe, die erwiesenermaßen die Membranen der Leberzellen gegen Angriffe aller Art stärken und bereits geschädigte Zellen regenerieren helfen. Man spricht deshalb von einer Schutzwirkung für das Leberparenchym. Die Frischenpflanzentinkturen haben am meisten Wirkstoffe. Teezubereitungen aus zerquetschten Samen sind weniger wirksam.

Der Löwenzahn (Taraxaci) ist eine der bekanntesten und verbreitesten Heilpflanzen. In der Pflanzenheilkunde kennen wir den Preßsaft, die Tinkturen und den Tee, gewonnen aus frischen Wurzeln. Forschungen haben gezeigt, daß die Wirkstoffe eine Kontraktion der Gallenblase bewirken und daß die Gallenflußmenge um 1/3 zunimmt. Immer wieder wird darauf hingewiesen, daß der Löwenzahn die Bildung von Gallensteinen verhindert und die Leber in ihrer Funktion unterstützt und die Leistung verbessert wird.

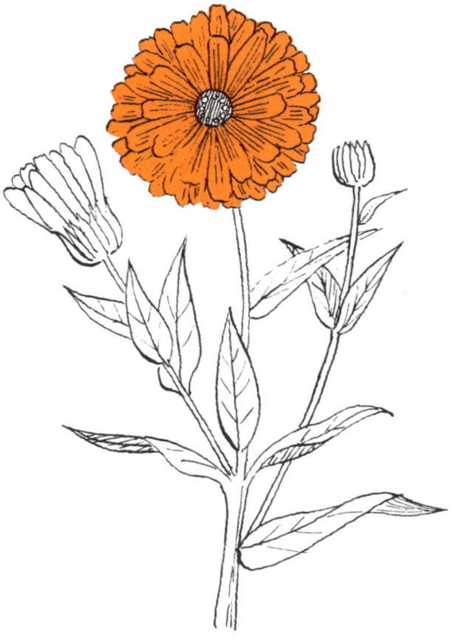

Die Kardobenediktendistel (Cardui benedicti) ist mit der Mariendistel nahe verwandt. Die Heilpflanze besitzt den Bitterstoff Knizin, der mit 1:18000 einen sehr hohen Bitterwert hat. Die Bitterstoffe beeinflussen die Magensaftproduktion, regen die Bauchspeicheldrüsentätigkeit an, regulieren den Gallenfluß und stärken die Leber.

Der Erdrauch (Fumariae) hat nach neuesten Untersuchungen eine bemerkenswerte Wirkung auf die Leber- und Gallentätigkeit. Das Pflanzenextrakt reguliert einerseits einen übermäßigen Gallenfluß, anderseits wird bei schwacher Gallensaftabsonderung die Tätigkeit angeregt. Als Heilpflanze der Familie der Mohngewächse (Papaveraceen) besitzt der Erdrauch ähnlich dem Papaverin aus dem Schlafmohn eine krampflösende Wirkung. Gerade bei Neigung zu Gallenkoliken wird der Erdrauch sehr geschätzt. Er hat eine positive Wirkung auf die Gesundheit der Leber.

Die Ringelblume wird wegen dem Calendulin bei Entzündungen und Anschwellungen der Leber eingesetzt. Die Wirkstoffe haben zudem eine reinigende Wirkung und unterstützen die Leberfunktionen. Die Ringelblume ist pflegeleicht. Sie kann in Ziergärten angepflanzt werden.

Kräutertee

20 g Kardobenediktenkraut (Cardui benedicti herba), funktionsanregend
30 g Löwenzahnwurzel (Taraxaci radix), stoffwechselanregend
20 g Artischockenblätter (Cynariae folium), entgiftend
30 g Fenchelsamen (Foeniculi fructus), blähungshemmend
10 g Ringelblumen (Calendulae flos), entzündungswidrig
20 g Pfefferminzblätter (Menthae folium), geschmacksverbessernd

2 bis 3mal täglich 1 Teelöffel dieser Mischung in einer Tasse mit kochend heißem Wasser anbrühen. Ziehen lassen, abseihen, nach Belieben mit wenig Honig süßen, schluckweise nach den Mahlzeiten trinken.

HAB-Frischpflanzentropfen

20 ml Mariendisteltinktur (Cardui mariae tinctura), funktionsanregend
10 ml Löwenzahntinktur (Taraxaci tinctura), stoffwechselanregend
10 ml Erdrauchtinktur (Fumariae tinctura), gallensaftregulierend
10 ml Fencheltinktur (Foeniculi tinctura), blähungshemmend

3mal täglich 15-25 Tropfen der Mischung, mit wenig Wasser verdünnt, einnehmen.

Auswertung der Punktezahl

0-25 Punkte: Sie haben zwar einige Punkte gesammelt. Ein Anlaß zur Beunruhigung besteht aber nicht. Hören Sie dennoch auf (Warn) Signale des Körpers. Bestimmt läßt sich das eine oder andere ändern, ohne daß die Lebensqualität darunter leidet. Sie machen es für die Gesundheit der Leber.

26-50 Punkte: Nehmen Sie die Warnsignale der Leber ernst. Es sind noch keine gefährlichen Störungen, aber so optimal läuft dennoch nicht alles. Gehen Sie die Fragen nochmals durch. Was können Sie ohne Verzug für die Gesundheit der Leber tun?

51-70 Punkte: Ihre Leber sendet Alarmsignale. Besprechen Sie Ihre Beschwerden mit einem erfahrenen Heilpraktiker oder Arzt. Sie müssen sich von liebgewonnenen Gewohnheiten trennen, wenn diese die Leber gefährden. Die Umstellungen sind zwingend, soll die Leber keinen Schaden nehmen und sich rasch erholen können

71 und mehr Punkte: Ihre Leber ist krank. Suchen Sie unverzüglich einen erfahrenen Heilpraktiker oder Arzt auf. Nur bei konsequenter Therapie kann sich Ihre Leber erholen und regenerieren. Gewisse Dinge im Alltag müssen zwingend geändert werden.

Wie leistungsfähig ist Ihre Lunge?

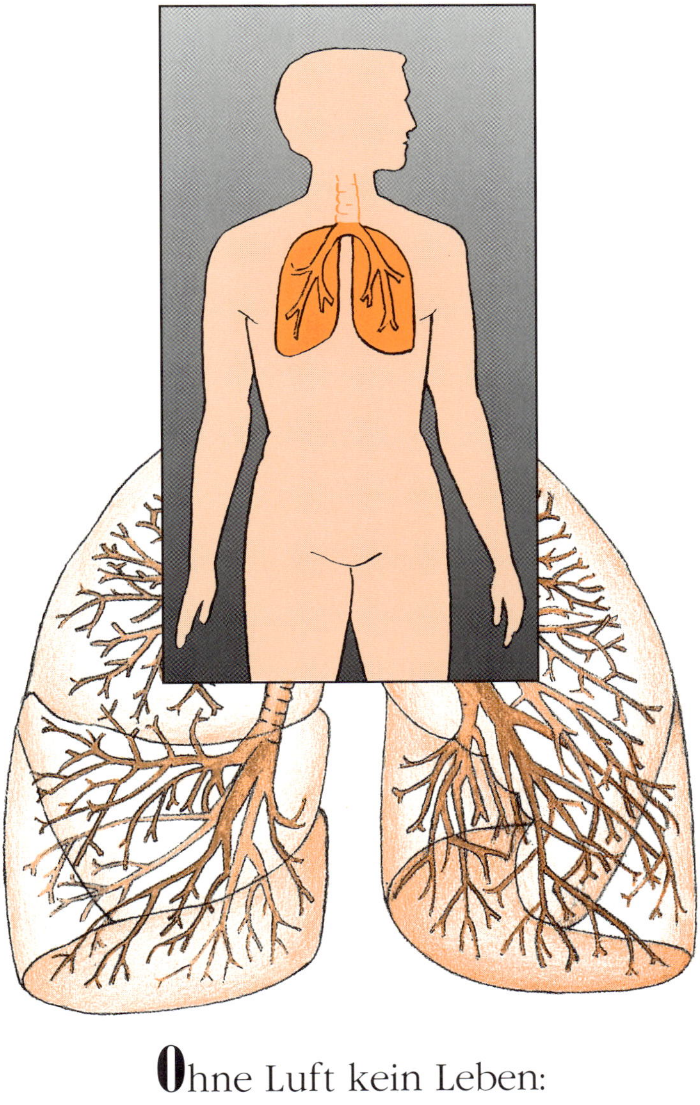

Ohne Luft kein Leben:
Die Lunge ist Austauschzentrum von Sauerstoff (eingeatmete Frischluft) und Kohlendioxyd (verbrauchter Sauerstoff). Richtiges Atmen und genügend Bewegung machen die Lunge kräftig und erhalten sie gesund.

Ohne Luft kein Leben

Unsere Körper- und Lebensfunktionen sind von der Sauerstoffversorgung, also vom Atmen, abhängig. Ohne Sauerstoff kein Leben. Ein Erwachsener atmet täglich rund 22 000 Mal ein und aus, rund 16 Mal pro Minute, was 8 Litern Luft entspricht. Kinder kommen auf 20 bis 25, Neugeborene auf 40 Atemzüge pro Minute. Der Sauerstoff gelangt vor allem durch die Nase, aber auch durch den Mund über die Lunge ins Blut und wird als Kohlendioxyd (verbrauchter Sauerstoff) über den Blutkreislauf via Lunge wieder ausgeschieden.

Das befreidende Aufatmen nach schwerer seelischer Belastung oder körperlicher Anstrengung, aber auch eine augenblickliche Atemnot machen uns ab und zu bewußt, wie wichtig der Sauerstoff und damit auch das Atmen ist.

Erkrankungen der Atemwege

Bei richtigem Atmen wird unser Körper optimal mit Sauerstoff versorgt. Diese Zufuhr wird u.a. eingeschränkt bei Grippe, Heiserkeit, Katarrh, Husten, Lungenverschleimung, Bronchitis, Asthma usw. Da Erkältungskrankheiten oft chronisch werden und andere Organe schwächen, sollten sie ausgeheilt werden.

Eine gute Atemtechnik kann erlernt werden

Richtiges Atmen kann erlernt werden. Unsere Mitmenschen im Osten haben diesbezüglich einen gewaltigen Vorsprung: für sie gehört die Atemschulung seit Jahrtausenden zur Körperschulung. Wir können es aber auch Rednern, Schauspielern und Sängern hierzulande gleichtun, die sich tagtäglich im richtigen Atmen üben. Gut und richtig atmen heißt: man ist leistungsfähiger, man ermüdet weniger rasch, man kann sich von Ängsten befreien, Blockaden lösen und den Gefühlen freien Lauf lassen.

Falsches Atmen schwächt den Organismus

Die Luft ist ein lebenswichtiges Element. Ohne sie erlischt unser Leben innert Minuten. Das Atmen ist eine elementare Körperfunktion. Zellen, die mit zu wenig Sauerstoff versorgt werden, sterben innert kürzester Zeit ab.

Für den Gesunden ist das Atmen das Selbstverständlichste der Welt. Leider - und auch das wissen die wenigsten - atmen viele falsch und gefährden damit ihre Gesundheit. Bei zu langsamem und zu flachem Atmen wird der Körper einesteils mit zu wenig Sauerstoff versorgt, andernteils werden zu wenig gasförmige Schlackenstoffe ausgeschieden. Das Herz erschlafft, das Gehirn arbeitet träge. Es kommt zu Beschwerden.

Der menschlische Organismus arbeitet ähnlich einem Verbrennungsmotor

Am besten läßt sich unser Atemsystem am Motor erklären. Ein Auto kann sich nur fortbewegen, wenn dem Motor genügend Brennstoff und Luft zugeführt werden. Der

Brennstoff des menschlischen Organismus ist der Sauerstoff, in Verbindung mit anderen Elementen. Beim Einatmen wird über die Atemwege Luft zur Lunge transportiert. Der Luft wird Sauerstoff entnommen, der an das Blut weitergegeben wird. Das Blut transportiert den Sauerstoff durch die Arterien in die Zellen. Hier findet die Verbrennung statt.

Je mehr Leistung von einem Verbrennungsmotor erbracht wird, desto größer ist der Treibstoffverbrauch. Bei höherer Geschwindigkeit steigt auch der Benzinverbrauch. Ähnlich arbeitet das Atmungssystem. Wir alle haben schon die Erfahrung gemacht, daß wir bei körperlicher Anstrengung häufiger und tiefer atmen müssen, um die Leistung zu erbringen. Der Körper braucht zusätzlichen Sauerstoff. Er wandelt ihn durch Oxidation in Energie um.

Das Abfallprodukt des Sauerstoffs heißt Kohlenndioxyd

Bei jedem Verbrennungsprozeß bleibt Abfall zurück, sogenannte Verbrennungsrückstände. Bei der Kohle ist es die Asche, beim Auto sind es die giftigen Abgase und beim Sauerstoff ist es das Kohlendioxyd. Es wird über die Venen in die Lunge und von dort über die Atemwege nach außen transportiert. Das Kohlendioxyd ist ein schweres, nicht brennbares Gas. Auf das Atemzentrum hat es eine anregende Wirkung. In höhererKonzentration kann es zu Atemnot (Dyspnoe), Anstieg des Blutdrucks, Bewußtlosigkeit, in schweren Fällen zur Lähmung des Atemsystems führen, was zum Tode führen würde.

Alter, Geschlecht und Tätigkeit bestimmen, wieviel Luft wir einatmen

Das durchschnittliche Atemvolumen, die Menge Luft, die ein Erwachsener mit einem Atemzug in Ruhestellung einatmet, liegt bei 500 ccm. Bei sehr tiefem Einatmen können 2 bis 3 Liter Luft zusätzlich aufgenommen werden. Man nennt diese Luftmenge Ergänzungsluft. Frauen haben durch den kleineren Brustkorb eine kleinere Vitalkapazität. Sie atmen rund 25% weniger Luft ein und aus.

Die benötigte Luftmenge hängt natürlich auch von der augenblicklichen Tätigkeit ab: beim Spazieren braucht ein Erwachsener rund 14 Liter Luft pro Minute, beim Radfahren 40 Liter und bei extremen Anstrengungen rund 120 Liter.

Bei völligem Ausatmen verbleiben in der Lunge, unabhängig von der jeweiligen Anstrengung, rund 1200 ccm Luft, die sogenannte Rest- oder Residalluft.

Nach dem 40. Lebensjahr nimmt die Lungenkapazität ab. Das Organ büßt an Elastizität ein. Die Atemmuskeln werden schwächer.

Die Lunge ist mit der Außenwelt über die Atemwege verbunden

Die oberen Luftwege führen von der Nase in den Kehlkopf. Sie sind mit einem Flimmerepithel ausgekleidet. Hier wird die eingeatmete Luft auf Körpertemperatur erwärmt und mit Wasserdampf angereichert. Fremdteilchen werden von einer dicken Schleimschicht aufgefangen und durch die Bewegungen der Flimmerhaare zum Rachen (Pharynx) transportiert und dort abgehustet. Der gleiche Hustenreflex hilft dem Kehlkopf auch bei der Verteidigung gegen größere Partikel. Er schließt sich beim Schluckakt, um zu verhindern, daß Speisen oder Flüssigkeit in die Lunge gelangen können. Unter dem Kehlkopf liegt die Luftröhre (Trachea), die mit Knorpelringen verstärkt ist. Sie ist beim Erwachsenen rund 11 cm lang und verzweigt sich im Brustkorb in zwei Hauptbronchien. Von den Bronchien gehen Äste aus, die sogenannten Bronchiolen, die letztlich in den Alveolen, den Lungenbläschen enden. Sie haben nur noch einen Durchmesser von 0,2 bis 0,6 mm. Es sind dünnwandige Säckchen, die wie Traubenbeeren angeordnet sind. Obwohl sie auf engstem Raum (Brustkorb) zusammengepreßt sind, bilden sie, rund 300 Millionen an der Zahl, eine Oberfläche, die 30mal größer ist als die Körperoberfläche: etwa 70 m^2 bei einem Erwachsenen, die Größe eines Tennisplatzes.

Der Gasaustausch findet in den Lungenbläschen statt

In den Lungenbläschen wird der Sauerstoff an das Blut abgegeben. Er gelangt durch die Bläschenwände, den Membranen, in die Haargefäße (Blutkapillaren) und von dort in den Blutkreislauf. Auch das Kohlendioxyd (Abfallprodukt des Sauerstoffs) wird wieder durch die Aveolen aufgenommen und zur Lunge transportiert, wo es ausgeatmet wird.

Der Gasaustausch von Sauerstoff und Kohlendioxyd muss sehr schnell gehen, da sich die roten Blutkörperchen weniger als 1 Sekunde in den Kapillaren aufhalten, bevor sie wieder zur linken Herzhälfte zurückkehren und in den großen Kreislauf gepumpt werden. Die Lunge hat bei dieser Arbeit die Funktion eines Blasebalgs. Leider wird bei vielen Menschen diese Arbeit vom Körper zuwenig unterstützt, da es an der notwendigen Bewegung und körperlichen Anstrengung fehlt. Dies führt automatisch zu einer flachen Atmung.

Bewegung heißt Leben

Die Lunge kann aus eigener Kraft nicht so viel Luft beschaffen, wie sie braucht. Die Zahl und die Tiefe der Atemzüge werden vom Atemzentrum des Gehirns gesteuert. Dieses läßt sich vor allem durch körperliche Anstrengung stimulieren. Wer sich zu wenig bewegt, verhindert eine optimale Lungentätigkeit. Es kommt zu Sauerstoffmangel und Entgiftungsstörungen. Täglich genügend Bewegung ist für eine gesunde Lunge wichtig: Gymnastik, Radfahren, Schwimmen, Joggen. Auch ein Waldspaziergang, während dem man Tiefatmungsübungen macht, aktiviert die Lunge. Das Tempo darf ohne weiteres so gesteigert werden, daß man außer Atem kommt. Für die Lunge ist es die Chance, sich mit Sauerstoff zu regenerieren.

Krankheiten der Lunge

Kurzatmigkeit, häufiges Husten, Neigung zu Erkältungen, Auswurf, trockene Schleimhäute der Atemwege, Atemnot, Schwäche usw. können Zeichen einer Erkrankung der Lunge und der Atemwege sein.

Bronchitis, eine Entzündung der Bronchialschleimhaut, ist eine weitverbreitete Lungenerkrankung. Für die Entzündung charakteristisch sind

Husten, zuerst ohne, später mit Schleimabsonderung, ein Wundgefühl hinter dem Brustbein, erhöhte Temperatur, körperliche Schwäche. Besonders bei älteren Menschen besteht die Gefahr einer Lungenentzündung.

Bei einer *Lungenentzündung* greift die Entzündung, vielfach ausgelöst durch Bakterien, von den Endverzweigungen der Bronchiolen (Bronchitits) über auf die Lungenbläschen. Merkmale: Temperatur über 38°C, Kurzatmigkeit, Husten mit Auswurf, Brustschmerzen, Rasselgeräusche in den Atemwegen.

Unter *Bronchialasthma* versteht man eine periodisch auftretende Atemnot mit erschwertem Ausatmen. Zur Atemnot kommt es infolge Krampfzuständen in den feinsten Lungenteilchen. Durch den Krampf schwillt die Schleimhaut an und sondert einen zähen Auswurf ab. Beim Anfall verfärbt sich das Gesicht bläulich. Der Patient gibt beim Atmen Pfeifftöne von sich.

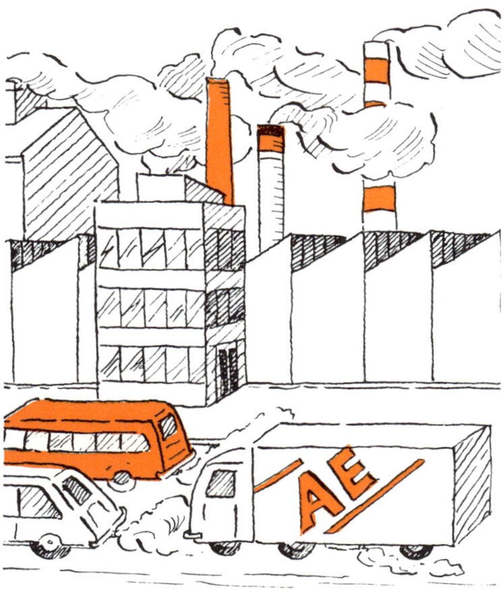

Unter *Emphysem* versteht man eine permanente Blähung der Lungen, mit Verlust der elastischen Eigenschaften des Lungengewebes und des Brustkorbes. Die Lungen sind mit Luft überfüllt, der Brustkorb erstarrt in der Einatmungsstellung und nimmt eine breite Form an. Der Patient ist oft nicht einmal in der Lage, eine Kerze auszublasen. Bei der kleinsten körperlichen Anstrengung gerät er in Atemnot. Es besteht die Gefahr eines hartnäckigen Bronchialkatarrhs.

Die verschmutzte Luft bedroht die Lunge

Man weiß es, der Lunge bekommt die verschmutzte Luft schlecht. An erster Stelle der Luftverschmutzer stehen die gasförmigen Zwischen- und Endprodukte der Industrie so wie die Verkehrsabgase. Es sind Stoffe, die in höchste atmosphärische Lagen getragen werden und von dort in Form staubförmiger Schwebeteilchen wieder auf die Erde schweben. Sie sind auch für den Smog verantwortlich. Diese atmosphärischen Gifte beeinträchtigen die Atmung und das Wohlbefinden. Nachstehende Zahlen sprechen für sich. Im Laufe eines einzigen Jahres wird die Stadt New York mit folgendem Giftmengen aus der Atmosphäre "berieselt":

1,4 Mio.Tonnen Kohlenmonoxyd
515 000 Tonnen Kohlenwasserstoff
543 000 Tonnen Schwefeldioxyd
270 000 Tonnen Stickoxyd
209 000 Tonnen Staub und Ruß

Es grenzt fast an ein Wunder, daß man unter solchen Bedingungen noch leben und atmen kann.

Checkliste

	nein	vereinzelt	ja	oft
1. Leiden Sie an Heiserkeit, Bronchitis, Asthma oder Katarrh der Luftwege?	0	2	4	8
2. Müssen Sie tagsüber und während der Nacht husten?	0	2	5	8
3. Haben Sie Auswurf?	0	2	4	8
4. Leiden Sie an Entzündungen in Stirn- und Nebenhöhlen, Kehlkopf oder Rachen?	0	2	4	8
5. Kommen Sie bei kleiner Anstrengung in Atemnot?	0	2	4	8
6. Machen Sie Geräusche beim Atmen (rasseln, pfeiffen)?	0	2	4	8
7. Haben Sie abends erhöhte Temperatur (über 37°C)?	0	2	4	8
8. Sind Sie wenig an der frischen Luft?	0	2	4	8
9. Fehlt es Ihnen an Bewegung, körperlichem Training?	0	2	4	8
10. Hat es im Raum, in dem Sie sich mehrheitlich aufhalten, trockene Luft, wird dieser zentral geheizt?	0	2	4	8
11. Rauchen Sie?	0	2	4	10
12. Haben Sie Übergewicht?	0	2	4	8
13. Leiden Sie an Verstopfung?	0	2	4	8
14. Machen Sie in Ruhestellung weniger als 16 Atemzüge?	0	2	4	8
15. Atmen Sie durch den Mund anstatt durch die Nase?	0	2	4	8
16. Heben Sie beim Atmen die Brust, anstatt richtigerweise den Bauch?	0	2	4	8
17. Sind Sie allergisch auf Geruch, Staub, Pollen?	0	2	4	8
18. Fühlen Sie sich müde, körperlich schwach?	0	2	4	8

Rauchen schadet der Lunge

Das Rauchen ist ein großer gesundheitlicher Risikofaktor. Beinahe jede sechste Erkrankung der Lungen- und Atemwege ist auf das Rauchen zurückzuführen. Damit aber nicht genug. Folgekrankheiten können auch Erkrankungen der Herzkranzgefäße, erhöhte Blutdruckwerte, Raucherbeine, Magengeschwüre, Sehstörungen, Magen- und Blasenkrebs, Lungen-, Kehlkopf- und Speiseröhrenkrebs sein. Wenn man sich dessen bewußt ist, sollte es eigentlich nicht schwer fallen, mit dem Rauchen aufzuhören.

Geschwächte Organe sind für die Lunge eine Bedrohung

Gefahr lauert der Lunge nicht nur von außen. Auch organische Störungen können sie schädigen. So zum Beispiel, wenn Haut und Darm in ihrer Ausscheidungstätigkeit überlastet sind oder gar versagen. Die Folge sind Stuhlträgheit, Selbstvergiftung infolge Fäulnis- und Gärungsvorgängen. Es sammeln sich Schlacken, die nach außen transportiert werden müssen. Die Bronchialschleimhäute versuchen, einen Teil der Entgiftung zu übernehmen, was für sie eine zusätzliche Belastung ist. Nicht selten werden sie dadurch in ihrer Widerstandskraft geschwächt. Auch Übergewicht ist der Lungentätigkeit nicht förderlich, behindert es doch das richtige Ein- und Ausatmen.

Tägliches Atemtraining

Viele Menschen atmen zu flach und zu oberflächlich und verkrampfen sich beim Druchatmen. Sie heben beim Atmen die Schultern. Anstelle der Lungen füllt sich der Brustkorb mit Luft. Zum richtigen Atmen, das trainiert werden kann, brauchen wir die Bauchmuskulatur. Von Goethe wissen wir, daß er täglich Atemübungen machte. Er schrieb dazu :"Im Atemholen sind zweierlei Gnaden, nämlich die Luft einziehen, sich ihrer entladen, jenes bedrängt, dieses erfrischt, so wunderbar ist das Leben gemischt. Darum danke Gott, wenn er dich preßt, und dank' ihm, wenn er dich wieder entläßt!"

Tägliches Training für die Bauchatmung: Flach auf den Rücken liegen. Ein Buch auf den Bauch legen, das sich bei richtiger Atmung heben und senken muß. Übung täglich für 5 bis 10 Minuten machen.

Die gleiche Übung kann auch mit einem leisen Summen beim Ausatmen gemacht werden. Der Ton wird solange wie möglich gehalten. Anschließend holt man durch die Nase wieder Luft, bis sich die Magengegend wölbt.

Gut ist, wenn man bereits morgens erste Atemübungen macht, damit Herz und Bronchien mit genügend Sauerstoff versorgt werden:

1. Man stellt sich an ein offenes Fenster.

2. Arme anheben und dabei durch die Nase tief einatmen.

3. Beim Fallenlassen der Arme kräftig durch den leicht geöffneten Mund ausatmen, so, daß ein Zischton entsteht. Nur soviel Luft ausatmen, daß der Zischton nicht abbricht. Übung zirka 10mal wiederholen.

4. Anschließend Muskulatur lokkern.

Wer sich mit weiteren Atemübungen befassen will, dem sei das Buch "Der Weg zum richtigen Atmen" von Lilly Doepfner (Verlag Müller Rüschlikon/CH) empfohlen. Das Buch enthält viele illustrierte Atemtechniken, die bei Krankheit, aber auch zur Vorbeugung praktiziert werden können.

Natürliche Heilmittel

Will man seine Lungen gesund erhalten, muß der Körper abgehärtet werden. Dies stärkt die Abwehrkräfte und beugt Erkältungen vor.

Gut für die körperliche Ertüchtigung sind *Oberkörperwaschungen nach Sebastian Kneipp.* Morgens und abends bei gut durchwärmtem Körper Brust und Rücken kalt abwaschen. Den naßkalten Waschlappen im Strichverfahren von oben nach unten führen (Dauer rund 1 Minute). Das regt die Durchblutung an und hat einen günstigen Einfluß auf chronischen und akuten Katarrh der Atemwege.

Fencheldampf aktiviert die Flimmerhärchen in den Luftwegen. Verhockter Schleim und Sekrete werden gelöst und nach außen transportiert. Die Lunge kann wieder frei atmen. Fencheldampf ist reich an ätherischem Öl. Man inhaliert täglich: 2 bis 3 Eßlöffel getrocknete Fenchelsamen in einem Liter Wasser aufkochen. Kochtopf von der Wärmequelle nehmen. Den Fencheldampf während 10 Minuten einatmen, dabei ein Frottiertuch zeltförmig über Kopf und Kochtopf stülpen. Das Wasser muß bei starker Abkühlung während der Anwendung nochmals aufgekocht werden. Wichtig ist, daß man nach dem Inhalieren für 30 Minuten nicht ins Freie geht.

Die Fenchelinhalationen können bei chronischen Entzündungen wie Bronchitis, Asthma, Husten und Katarrh mit *Senfwickeln* unterstützt werden: 15 g Senfmehl (erhältlich in Drogerien und Apotheken) mit einem Liter warmem Wasser anrühren. Ein Leinentüchlein in Brustgröße in die Flüssigkeit tauchen, abtropfen lassen und auf die Brust legen. Brust mit einem warmen Frottiertuch einwickeln. Wickel 20 bis 30 Minuten einwirken lassen. Alle 5 Minuten kontrollieren, ob sich die Haut gerötet hat. Ist dies der Fall, wird der Wickel entfernt und die Brust mit *warmem Johannisöl* eingerieben.

Ein bewährtes Hausmittel für die Reinigung der Atemwege ist *Spitzwegerichsirup,* den man auch selbst herstellen kann. Spitzwegerichblätter 2 cm hoch in eine Flasche füllen. Mit Vollrohrzucker bestreuen. Der Zucker löst sich über Nacht auf, die Blätter fallen zusammen. Am darauffolgenden Tag abermals 2 cm Blätter einfüllen. Mit Vollrohrzucker bestreuen. Diesen Vorgang solange wiederholen, bis die Flasche voll ist. Volle Flasche gut verschließen und rund 1 bis 2 Monate an einem Ort mit konstanter Wärme gären lassen (am besten im Garten 50 cm tief eingraben). Der vergorene Inhalt wird nun gepreßt. Saft auf 70°C erwärmen und heiß in Flaschen abfüllen. Den Sirup nimmt man teelöffelweise bei Husten, Heiserkeit, Katarrh, Bronchitis und Verschleimung. Sehr beliebt ist übrigens dieser vergorene Spitzwegerichsaft bei Kindern.

Eukalyptusöl erfrischt die Luft. Besonders wichtig ist dies in der kalten Jahreszeit. Da die Luft nicht nur frisch, sondern auch genügend feucht sein soll, gibt man am besten 1 bis 2 Tropfen Eukalyptusöl in einen Luftbefeuchter, den man im Arbeitsraum aufstellt.

Kräuter für die Lunge

Die Apotheke mit der sanften Medizin hält eine Reihe von Kräutern bereit, die zur Stärkung der Lunge beitragen und bei Krankheit die Heilung unterstützen.

Ein sehr potentes Kraut ist das *Lungenkraut* (Pulmonaria officinalis L.), dessen Heilwirkung dem hohen Gehalt an löslicher Kieselsäure zugeschrieben wird. Kieselsäure festigt nach medizinischen Untersuchungen das Lungengewebe und verbessert seine Elastizität.

Der Spitzwegerich (Plantago lanceolata L.) besitzt in den Blättern Wirkstoffe, die husten-, schleim- und krampflösende sowie antibakterielle Eigenschaften haben.

Die Hirschzunge (Phylitis scolopendrium L.) ist das Kraut schlechthin für die Erhaltung der Gesundheit von Lunge und Bronchien. Obwohl die Wirkstoffe noch nicht umfassend erforscht sind, liegen bereits viele Erfahrungsberichte vor, die die Hirschzunge als bewährtes Lungentherapeutikum empfehlen.

Die Eibischwurzel (Althaea officinalis L.) hat einen hohen Gehalt an schleimbildenden Stoffen. Sie sind in der Lage, die Schleimhäute der Atemwege mit einer schützenden Schicht zu überziehen und sie so vor mechanischen und entzündlichen Reizen zu bewahren, was bei Infektanfälligkeit sehr wichtig ist.

Anissamen (Pimpinella anisum) enthalten ein süßlich aromatisch riechendes Öl, das hauptsächlich aus Anethol besteht. Es fördert den Auswurf, da es im besonderen die Flimmerhaartätigkeit aktiviert.

Die Blüten der Königskerze (Verbascum thapsiforme) enthalten Schleim- und Seifenstoffe. Sie dürfen in keinem Husten- und Brusttee fehlen. Die Wirkstoffe sind reizmildernd, auswurffördernd und schützen die Atemwege vor Entzündungen.

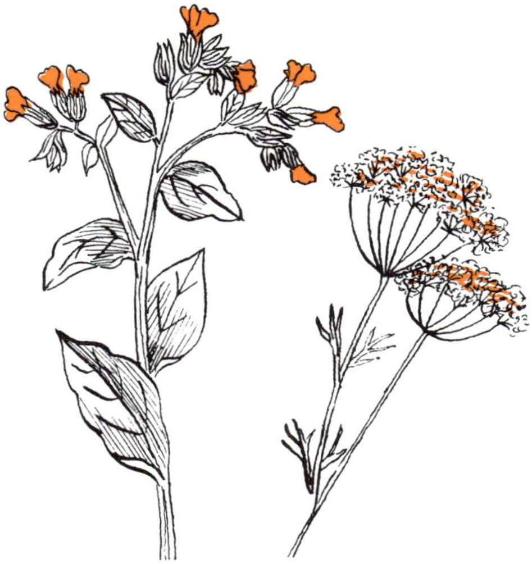

Kräutertee für Lunge und Bronchien

- 20 g Lungenkraut (Pulmonariae herba), lungengewebestärkend
- 20 g Spitzwegerichblätter (Plantaginis lanceolatae folium), hustenlösend
- 20 g Hirschzungenblätter (Phylitis scolopendrii folium), stärkend
- 20 g Eibischwurzeln (Althaeae radix), schleimlösend
- 20 g Anissamen (Pimpinellae anisi fructus), reinigend
- 10 g Königskerzenblüten (Verbasci flos), entzündungshemmend

3mal täglich 1 Teelöffel dieser Mischung in einer Tasse mit kochend heißem Wasser überbrühen. 5 Minuten ziehen lassen, abseihen, nach Belieben mit wenig Honig süßen, schluckweise nach den Mahlzeiten trinken.

HAB-Frischpflanzentropfen für Lungen und Bronchien

10 ml Fencheltinktur (Foeniculi tinctura), reinigend
10 ml Pestwurztinktur (Petasitidis tinctura), krampflösend
10 ml Thymiantinktur (Thymi tinctura), stärkend
10 ml Königskerzentinktur (Verbasci tinctura), entzündungshemmend
10 ml Huflattichtinktur (Farfarae tinctura), auswurffördernd

3mal täglich 15-25 Tropfen, mit wenig Wasser verdünnt, einnehmen.

Der Holunder kräftigt Lunge und Atemwege

"Eure Nahrungsmittel sollen Heilmittel, und eure Heilmittel sollen Nahrungsmittel sein", sagte Hippokrates, König der Ärzte aus der griechischen Antike. Diese Aussage hat heute noch Gültigkeit.

Eine gute Wirkung auf Lunge und Bronchien hat der Holunder. Schon unsere Großmütter schätzten das beliebte Naturheilmittel bei vielen Erkältungskrankheiten. Die Holunderbeeren sind reich an Vitaminen und Mineralstoffen. Die natürlichen Heilstoffe regen die Filtertätigkeit der Atemwege an. Verhockter Schleim wird gelöst. Der Holundersaft wirkt bei Entzündungen der Atemwege, stoppt den Reiz der Bronchialschleimhäute und reinigt den Organismus über die Ausscheidungswege.

Ein Glas Holundersaft vor dem Essen macht uns resistenter gegen Fremdeinfluß (belastete Luft usw.), kräftigt die Bronchien und beugt Verschleimungen vor.

Die Ernährung soll vollwertig sein und wenig tierisches Eiweiß enthalten

Eine fett- und fleischarme Ernährung mit wenig tierischem Fett und möglichst unbelasteten Nahrungsmitteln ist auch für Lunge und Bronchien gut. Gemüse, Rohkost, Salate und Früchte sind leicht verdaulich, belasten den Organismus nicht und haben einen hohen Nährwert. Eine leichte, gesunde Kost ist auch deshalb von Vorteil, weil gewisse Gifte, die vom Darm bei chronischer Verstopfung nicht ausgeschieden werden, die Schleimhäute der Atemwege belasten.

Die natürlichen Aromastoffe von vielen Küchenkräutern beleben Atemwege und Lungen: Fenchelsamen, Meerrettichwurzeln, Thymiankraut, Salbeiblätter, Rosmarinnadeln.

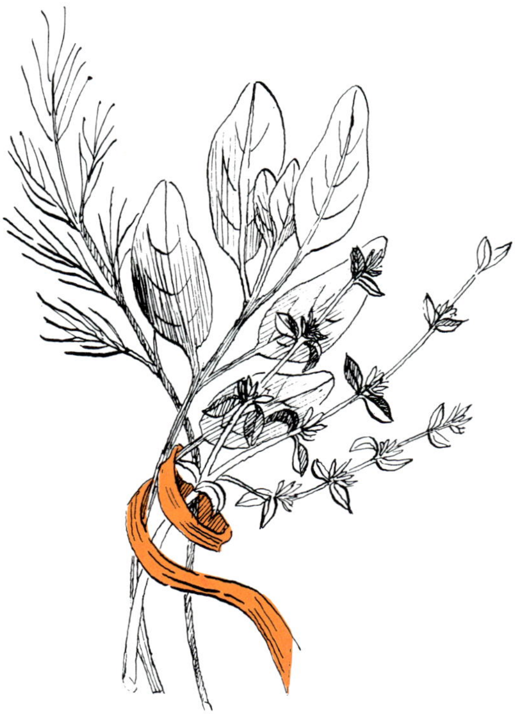

Auswertung der Punktezahl:

0-20 Punkte: Obwohl Sie einige Punkte gesammelt haben, müssen Sie sich bezüglich Gesundheit Ihrer Lunge keine Sorgen machen. Gehen Sie die Checkliste nochmals durch. Wo können Sie Punkte "einsparen"?

21-40 Punkte: Nehmen Sie die Warnsignale Ihrer Lunge ernst. Eine gefährliche Krankheit liegt bei dieser Punktezahl nicht vor, doch gibt es Anzeichen, daß etwas nicht in Ordnung ist. Gehen Sie die Fragen nochmals kritisch durch. Was können Sie zum Wohle Ihrer Lunge ändern?

41-50 Punkte: Ihre Lunge ist geschwächt. Nehmen Sie die Beschwerden und Warnsignale ernst. Die Punktezahl ruft nach Maßnahmen. Gehen Sie die Checkliste nochmals durch. Die Warnsignale dürfen nicht ignoriert werden.

Über 51: Punkte: Ihre Lunge muß untersucht werden. Sie sollten unbedingt einen erfahrenen Heilpraktiker oder Arzt aufsuchen. Die verschriebene Therapie muß strikte eingehalten werden. Überprüfen Sie, inwieweit Ihr Leben umgestaltet werden muß.

Wie gesund ist Ihr Magen?

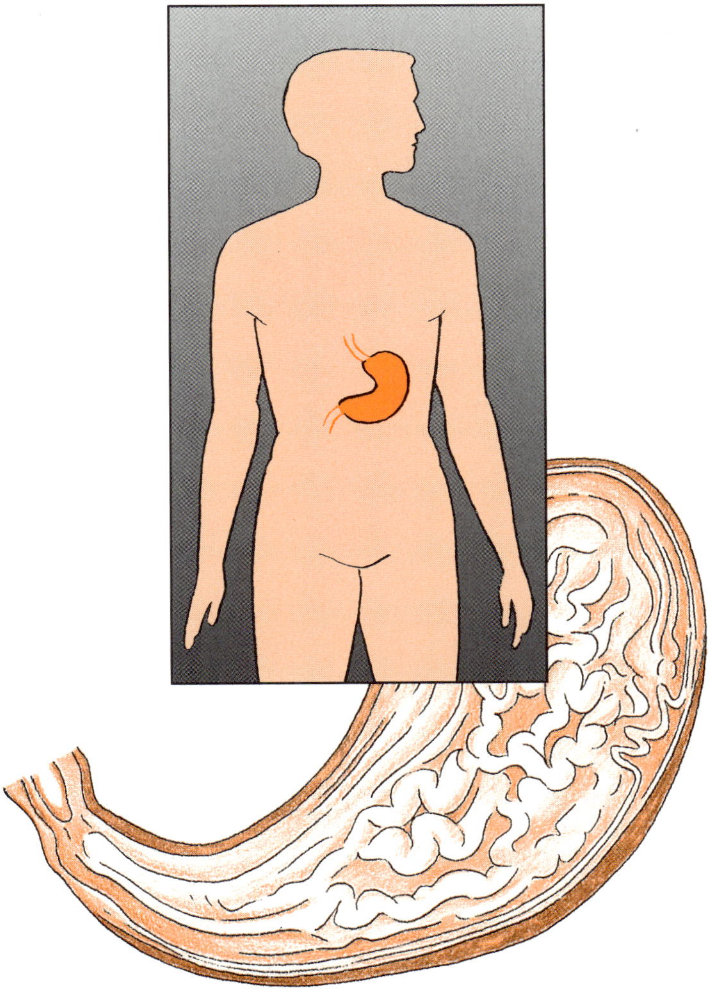

Von der Gesundheit des Magens
hängt körperliches Wohlbefinden und die Lust
am Essen ganz entscheidend ab.
Das Verdauungsorgan reagiert wie kein zweites
bei psychischen und physischen
Veränderungen mit Schmerzsymptomen,
vor allem nach dem Essen.

Der Magen ist Teil des Verdauungsapparates

Der Magen (Gaster) liegt im linken Oberbauch zwischen Leber und Milz. Er ist eine sackförmige Erweiterung des Verdauungskanals und gleicht von der Form her einem Bohnenkern. Die Nahrung gelangt über die Speiseröhre in den Magen und von dort über den Zwölffingerdarm in den Dünndarm. Die Wände des Magens bestehen aus mehreren Muskelschichten - vergleichbar mit einer Rauhfasertapete - und sind mit einer Schleimhaut überzogen. Die Magenschleimhaut beherbergt viele winzige Drüsen, welche die Haut stets feucht und schleimig halten. Diese Drüsen sondern auch die eigentlichen Verdauungssäfte und Fermente ab.

Bei leerem Magen liegen die Magenwände eng aneinander. Sobald Nahrung aufgenommen wird, beginnen sich die Magenwände zu bewegen. Man nennt diese Bewegungen Peristaltik. Allerdings hat auch ein leerer Magen eine gewisse Peristaltik. Sie werden Hungerkontraktionen genannt und sind für das Hungergefühl verantwortlich. Magengeräusche (ein Knurren) beruhen auf Luftverschiebungen im Magen, meist im Leerzustand.

Genußvolles Essen fördert die Gesundheit

Das Essen soll mehr als ein mechanischer Vorgang sein. Es soll ein freudvoller Akt sein, der uns immer wieder bewußt macht, daß die Nahrung eine lebendige Materie ist. Nur bei positiver Einstellung zur Nahrung kann der Körper die Inhaltsstoffe zum Wohle unserer Gesundheit nutzen.

Wer zuviel ißt, überfordert den Magen

Die Nahrungsaufnahme ist für den Organismus mit Arbeit verbunden. Dessen sind wir uns häufig zu wenig bewußt.

Ein Großteil der Menschen in den westlichen Industrieländern ißt zu häufig und zuviel und erst noch unausgewogen (denaturierte, ballaststoffarme Kost). Die Folge sind ein überlasteter Magen und ein überlastetes Verdauungssystem schlechthin. Bei permanenter Überforderung erschlafft das Organ und nimmt seine Aufgabe nur noch ungenügend wahr. Es kommt zu Verdauungsbeschwerden.

Schon Hippokrates lehrte 400 Jahre vor unserer Zeitrechnung: "Wer mehr Nahrung zu sich nimmt, als er

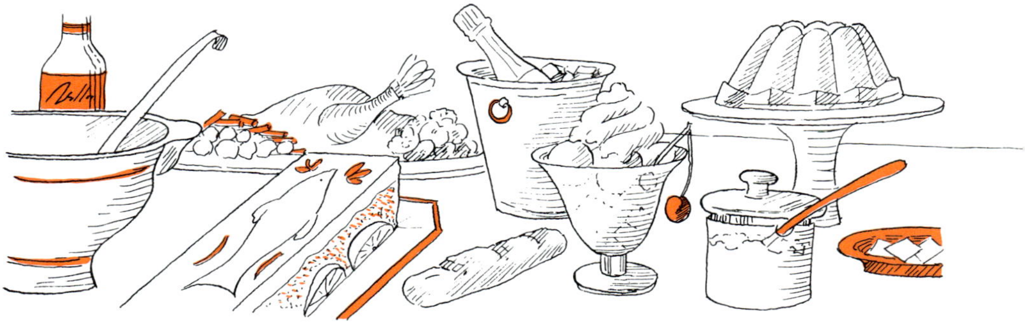

für seine Lebenskraft braucht, wird krank. Hier hilft nur weniger essen, wenn man wieder gesund werden will". Überernährung ist für den Organismus genauso schädlich wie Unterernährung. Hören wir also auf unseren Körper, dann werden wir bestimmt das richtige Maß finden.

Mund, Speiseröhre, Magen, Zwölffingerdarm - das sind einige Etappen in der Verdauung

Die aufgenommene Nahrung muß nicht nur mit Muskelkraft gekaut werden, sie muß im Magen und Darm auch fein zerlegt werden. Dazu braucht es einesteils den kostbaren Verdauungssaft, andernteils Engerie, damit der Magen und in einer weiteren Stufe der Darm ihre Arbeit verrichten können. Diese Kraftquelle ist nicht unerschöpflich. Ähnlich einer Batterie muß sie sich erholen können. Ideal für den Magen ist, wenn wir mit dem Essen aufhören, bevor wir völlig satt sind.

Die gekaute Nahrung gelangt via Speiseröhre in den Magen. Dieser hat einesteils Speicherfunktion, andernteils Vorarbeiterfunktion. Es ist eine lange Reise, die hier beginnt und rund 24 bis 30 Stunden dauert. Je nach Zusammensetzung verweilen die Speisen 1 bis 5 Stunden im Magen. Magensaft und peristaltische Bewegungen helfen bei der Zerlegung und beim Aufschließen der Nahrung. Es entsteht ein dünnflüssiger Brei. Das feine Netzwerk der Magenwände zwingt die Muskeln zu wellenförmigen Bewegungen: der Mageninhalt wird zum Ausgang transportiert. Hier sorgt die Ringmuskulatur des Pförtners (Pylorus), daß der Brei in kleinen Portionen in den Zwölffingerdarm und anschließend in den Dünndarm gelangt.

Die Zerlegung der Nahrung

Die Magendrüsen sondern täglich rund 1 1/2 Liter Magensaft und Fermente ab. Wirksam bei der Nahrungsmittelzerlegung ist der im Saft enthaltene Schleim, das Pepsin und die Salzsäure.

Die 0.2%ige Salzsäure tötet Nahrungsmittelkeime ab. Wenn die Drüsen zu wenig oder gar keine Salzsäure produzieren, kommt es im Darm zur Fäulnis der Speisen, was zu Blähungen führen kann. Neutralisiert wird die Salzsäure des Magens anschließend im Dünndarm durch den Gallensaft und den Saft aus der Bauchspeicheldrüse.

In bestimmten Fundusdrüsen im Magen werden Enzyme gebildet, welche die Aufnahme von Vitamin B12 ermöglichen. Sie spielen bei der Blutbildung eine wichtige Rolle.

Bei psychischer Belastung wird zuviel Magensäure produziert

Der Magen hat über den Vagus Nerv eine direkte Verbindung zum Gehirn. Kummer, Ärger, Sorgen und Streß haben unweigerlich eine Reflexwirkung auf den Magen: Er produziert mehr Magensäure, als von der Gesundheit her tolerierbar ist.

Dank der Schleimhautbarriere, welche das Mageninnere überzieht, wird verhindert, daß sich der Magen durch die in der Magensäure enthaltene überschüssige Salzsäure selbst verdaut. Die Barriere ist allerdings nur dann funktionstüchig, wenn sie gut durchblutet ist. Schlecht durchblutet ist sie u.a. bei starken seelischen

Störungen. Im Glücksfall kommt es lediglich zu einer vorübergehenden Oberflächenreizung oder Entzündung der Magenschleimhaut (Gastritis). Wenn die Säure tief in die Magenwand eindringt, besteht die Gefahr eines Geschwürs (Ulcus).

Nicht alles, was als Magengeschwür bezeichnet wird, ist auch tatsächlich eines. Rund viermal häufiger nagt die Magensäure an der Wand des Zwölffingerdarms, in jenem Darmabschnitt also, in den der Magen mündet. Es läßt sich meistens leicht feststellen, ob ein Magengeschwür vorliegt. Treten die Beschwerden in nüchterem Zustand auf, also vor dem Essen, dann liegt mit ziemlicher Sicherheit ein Zwölffingerdarmgeschwür vor. Ein Magengeschwür meldet sich stets nach dem Essen, mit ähnlichen Krankheitssymptomen: Magenkrämpfe, Sodbrennen, Druck und Schmerzen im Magen, manchmal dunkel gefärbter Stuhl.

Was den Magen krank macht

Zu große Nahrungsportionen, zuviel Fett, scharfe Gewürze, Kochsalz, Kaffee, Schwarztee, Nikotin, kalte Getränke, zu heiße Nahrung, Alkohol usw. belasten den Magen. Das Organ wird krankheitsanfällig bei Streß, Kummer und Sorgen. Weitere Risikofaktoren sind Medikamente wie Cortison, Antibiotika, Psychopharmaka, schleimlösende Arzneimittel bei Bronchialerkrankung, Schmerz- und Rheumamittel.

Alle aufgezählten Punkte berauben die Magenschleimhaut ihrer Schutzwirkung. Der Magen reagiert "sauer", und der Überschuß stößt sauer auf. Ist der Magen krank, wird der Körper krank", besagt ein altes Sprichwort. Fast jeder fünfte leidet im Laufe seines Lebens - manchmal jahrelang - an Magenbeschwerden. Diese melden sich mit einem Rumoren im Bauch, oftmals verbunden mit Bauchkrämpfen, Bauchschmerzen, Durchfall, Verstopfung, Gärung, Fäulnis und Blähungen. Apptetitlosigkeit, Mundgeruch, Völlegefühl, Übelkeit, Brechreiz, Erbrechen, Magenschmerzen, saures Aufstoßen, Sodbrennen und Kopfweh sind typische Zeichen für eine Magenstörung.

Saures Aufstoßen nicht mit Natrontabletten behandeln

Oft wird bei saurem Aufstoßen und Sodbrennen Zuflucht gesucht bei Natrontabletten. Man glaubt, damit dem Übel Herr zu werden. Das Gegenteil ist aber der Fall. Bei Einnahme von alkalischen Medikamenten wird die Magenübersäuerung zwar neutralisiert, aber nicht gestoppt. Nach der Bindung der überschüssigen Säure bildet der Körper wieder neue Säure. Und wieder müssem Tabletten geschluckt werden. Vorsicht geboten ist vor allem bei einer Magenschleimhautentzündung (Gastritis) und einem Magengeschwür. Man muß in diesem Falle die Ursachen und nicht die Symptome behandeln.

So kann ein rebellierender Magen beruhigt werden

Agar-Agar ist ein Pflanzenschleim, der aus verschiedenen Rotalgenarten gewonnen wird. Er schützt die Magenschleimhaut vor überschüssiger Salzsäure. Mehrmals täglich einen Teelöffel pulverisiertes Agar-Agar in Wasser gelöst trinken.

Checkliste

	nein	vereinzelt	ja	oft
1. Leiden Sie oft unter einem Völlegefühl? Verspüren Sie einen Druck im Magen?	0	2	4	8
2. Haben Sie Magenschmerzen, besonders im nüchternen Zustand, oder Magenkrämpfe?	0	2	4	8
3. Leiden Sie unter Aufstoßen oder Sodbrennen?	0	2	4	8
4. Leiden Sie unter Blähungen, aufgetriebenem Bauch?	0	2	4	8
5. Schlägt Ihnen Kummer, Streß und Ärger auf den Magen?	0	4	6	10
6. Leiden Sie an Appetitlosigkeit?	0	2	4	8
7. Haben Sie eine ungesunde, fahle Gesichtsfarbe?	0	2	4	8
8. Leiden Sie nach dem Essen unter Aufstoßen?	0	2	4	8
9. Rauchen Sie?	0	2	4	8
10. Trinken Sie Alkohol?	0	2	4	8
11. Essen Sie hastig?	0	4	8	10
12. Kauen Sie die Speisen ungenügend?	0	4	8	10
13. Bevorzugen Sie scharfe, fette, süße Speisen und diese in großen Mengen?	0	2	4	8
14. Können Sie sich zu wenig entspannen?	0	2	4	8
15. Ärgern Sie sich, ohne darüber zu reden? Haben Sie Kummer?	0	2	4	8
16. Haben Sie Ärger in der Familie, am Arbeitsplatz?	0	2	4	8
17. Lösen bei Ihnen die Magenschmerzen Kopfschmerzen aus?	0	2	4	8
18. Fühlen Sie sich in der Magengegend krank?	0	2	4	8

Eine ausgewogene Ernährung und möglichst wenig Genußmittel erhalten den Magen gesund. Die Mahlzeiten sollen klein sein, am besten mehrere über den Tag verteilt.

Ein ausgezeichnetes natürliches Heilmittel ist *gepreßter Schafgarbensaft* (3mal täglich nach den Mahlzeiten einen Teelöffel voll mit Wasser einnehmen).

Bei Gastritis (Magenschleimhautentzüngung) hilft *Tee aus gequetschten Leinsamen.*

Bei seelisch bedingtem Magenleiden führen Medikamente allein nicht zur Genesung. Eine Heilung wird sich erst dann einstellen, wenn es gelingt, das seelische Gleichgewicht wieder zu finden. Hier ist der Dialog mit einem Arzt, Heilpraktiker oder einer Vertrauensperson sehr wichtig und notwendig. Es muß herausgefunden werden, wo die seelischen Störfaktoren liegen und wie geholfen werden kann. Daneben braucht der Patient, der unter Magenschmerzen, Appetitlosigkeit, Übelkeit und Krämpfen leidet, auch "materielle Hilfe". Bewährt hat sich in solchen Fällen die *Kamillen-Rollkur.* Man trinkt morgens nüchtern 2 Tassen ungesüßten Kamillentee. Anschließend legt man sich für 10 Minuten auf den Rücken, 10 Minuten in die rechte Seitenlage, 10 Minuten auf den Bauch und 10 Minuten in die linke Seitenlage. Damit wird erreicht, daß die heilsamen Stoffe der Kamille von der ganzen Magenwand aufgenommen werden können. Die Kamille ist schmerzstillend, entkrampfend, beruhigend und entzündungshemmend. Nach der Rollkur weitere 30 Minuten liegen bleiben. Erst dann das Frühstück einnehmen.

Dr. med. H. Fidelsberger empfiehlt eine *Honigwasser-Rollkur.* 300 ml/3 dl warmem Wasser wird 1 Eßlöffel Bienenhonig beigegeben. Gut rühren, damit sich der Honig vollständig auflösen kann. Das Honigwasser langsam trinken. Danach 10 Minuten in Rückenlage, 10 Minuten in rechter Seitenlage, 10 Minuten auf dem Bauch und 10 Minuten in linker Seitenlage ruhen. Weitere 30 Minuten liegen bleiben. Das Honigwasser senkt den Magensäurespiegel und heilt Entzündungen.

Magenschondiät

Wenn psychische und physische Einflüsse im Magenbereich zu Problemen führen, muß diesem Umstand in der Ernährung Rechnung getragen werden. Wichtig ist, daß man keine großen Mahlzeiten zu sich nimmt, sondern mehrere kleine. Langsames Essen ist wichtig. Gutes Kauen führt zu vermehrter Speichelbildung. Das darin enthaltene Verdauungsferment (Diastase) hilft beim Aufbereiten der Nahrung. Das entlastet den Magen.

Magenkranke sollten auf zu süße und zu saure, zu heiße oder zu kalte Speisen verzichten. Gebratenes und Gebackenes ist schwer verdaulich, eine Reduktion oder ein Verzicht ist ratsam. Verbotene Nahrungsmittel: Hülsenfrüchte, blähendes Gemüse, geräuchertes und gepökeltes Fleisch, alles Schweinefleisch, fettes Fleisch, warmes Brot, frische und süße Backwaren, hartgekochte Eier, Hartkäse, Marzipan, Karamel, alkoholische Getränke, Kaffee, Schokolade, scharfe Gewürze wie Pfeffer, Curry Paprika, Senf, Meerrettich, Rettich und Knoblauch.

Empfohlene Nahrungsmittel: Nur frisch zubereitete Produkte essen (nicht aufwärmen). Auf eine ballaststoffreiche (faserstoffreiche) Vollwertnahrung mit viel Frischkost umstellen. Günstig sind auch gedünstetes Gemüse, Milch, Quark, Haferschleimsuppe, Kartoffelbrei. Zum Würzen nur wenig Kochsalz verwenden, dafür um so mehr Kümmel, Fenchel, Anis, Dill, Basilikum, Oregano, Borretsch, Bohnenkraut, Salbei, Majoran und Wermut. Zum Essen Kartoffelsaft trinken.

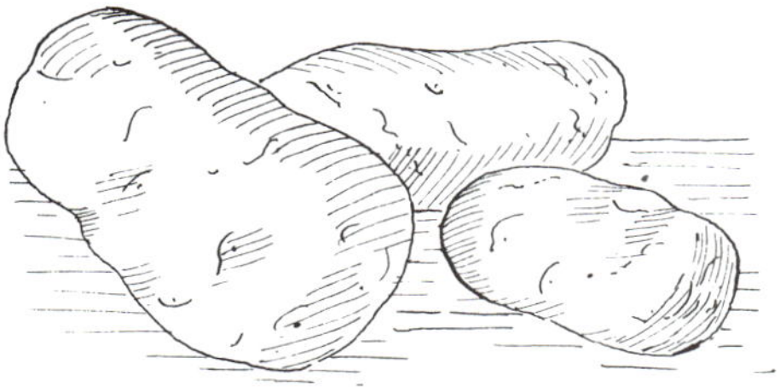

Rohe Kartoffeln und Kartoffelsaft helfen bei Magenbeschwerden

Aus dem 1. Weltkrieg kennt man viele Heilberichte, welche die Wirksamkeit von rohen Kartoffeln bei Magenbeschwerden bestätigen. Als die von Hunger geplagten Soldaten in ihrer Not auf den Feldern Kartoffeln ausgruben und roh verzehrten, machten die Truppenärzte eine interessante Fesstellung: Die Wehrmänner, die unter den unterschiedlichsten Magenbeschwerden litten, wurden gesund.

Der Kartoffelsaft vermag häufige und lästige Magenbeschwerden wie Magenkrämpfe und Sodbrennen innert kürzester Zeit zu beseitigen oder mindestens zu mildern. Dafür verantwortlich ist der im biologischen Preßsaft enthaltene atropinähnliche Wirkstoff. Kur (Dauer 3 Wochen): Vor oder zur Mahlzeit zuerst 50ml/ 0,5 dl biologischen Kartoffelsaft trinken. Langsam auf 100 ml/1 dl steigern. Schon nach 48 Stunden tritt eine Besserung des Allgemeinbefindens ein. Sodbrennen, Übelkeit, Magenkrämpfe und Aufstoßen verschwinden. Nach 15 Tagen ist der Heilungsprozeß so weit fortgeschritten, daß sich der Säuregehalt des Magensaftes normalisiert hat.

Heilkräuter für die Gesundheit des Magens

Die Kräuter aus der grünen Apotheke können als Tee und in Form von Frischpflanzentropfen genommen werden.

Der Wermut (Artemisia absinthium) ist ein bekanntes Magenkräutlein. Die Mönche haben es im Mittelalter aus dem Süden in unsere Gegend gebracht. Der Wermut kann auch in Hausgärten angepflanzt werden. Er enthält das ätherische Öl Absinthiol, bitteres Glycosid, Absinthin und die Bitterstoffe Artemisin und Anabsinthiin. Der Wirkstoffkomplex hilft bei krampfartigen Schmerzen im Magen-Darmbereich, bei Magenkatarrh, Druck und Schmerz in der Magengegend, Sodbrennen, belegter Zunge und Mundgeruch.

Das Tausendguldenkraut läßt sich bis ins 4. Jahrhundert vor Christus zurückverfolgen. Und zwar war es der thessalische Kentaur Cheiron, der das Kraut verordnete. Durch all die Jahrhunderte war die Heilpflanze eine geschätzte Naturmedizin für den Magen. Nach neuesten Untersuchungen sind in der Pflanze Bitterstoffglycosid, Amarogentin, Gentiopiktrin und Gentianin enthalten. Diese sind appetitanregend, magenstärkend, verdauungsfördernd und

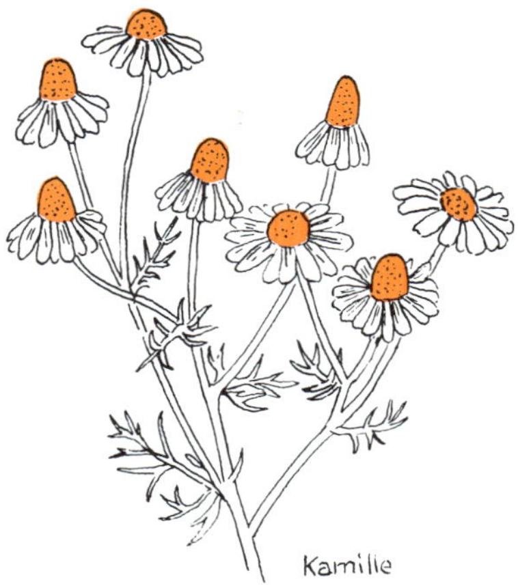

blutbildend. Das Tausendguldenkraut stellt die Ordnung im Magen und Darm wieder her, insbesondere bei Magenverstimmung, Magenverschleimung, Gärungsprozeß, aufgetriebenem Magen und überschüssiger Magensäure.

Die Engelwurz (Angelica archangelica) ist auf feuchten Wiesen zu finden, an Flußläufen und am Waldrand. Die Wurzel enthält ätherisches Öl mit Terpen, Bitterstoffe, Angelikasäure, Angelicin und Phellandren. Die Heilstoffe stärken den Magen, wirken beruhigend und krampflösend, verdauungsfördernd und helfen bei Blähungen. Die Engelwurz wird bei psychisch bedingten Magenbeschwerden empfohlen, insbesondere bei Magendrücken, nervösem Magen, Magenkrämpfen, Blähungen, Völlegefühl und Aufstoßen.

Der Kalmus (Acorus calamus) stammt aus Asien. Bei uns ist er an Tümpeln und stehenden Gewässern heimisch. Von der Pflanze wird die Wurzel für medizinische Zwecke genutzt. Sie besitzt einen angenehm aromatischen Geschmack. Ihre Wirkstoffe sind der Bitterstoff Acorin, Acetorin, ätherisches Öl, Calameon und Eugenol. Bei leistungsschwachem und strapaziertem Magen gibt es kaum ein besseres Heilmittel als den Kalmus. Er reguliert bei zu wenig und zu viel Magensäure, lindert bei Entzündung der Schleimhäute und löst magenbedingte nervliche Spannungen.

Die Kamille (Matricaria chamomilla) war immer ein beliebtes, populäres Heilmittel. Die Wirkstoffe der Blüte sind wissenschaftlich analysiert worden. Azulen, Bisabolide, Bitterstoff und Flavonglycoside wirken entzündungshemmend, krampflösend, schmerzlindernd und beruhigend. Besonders bei Magenkrämpfen, Magenschmerzen und Magendrücken wird die Kamille empfohlen.

Kräutertee

10 g Wermutkraut (Absinthii herba), säureregulierend
10 g Tausendguldenkraut (Centauri herba), magenstärkend
30 g Engelwurz-Wurzeln (Calami radix), entspannend
20 g Kamillenblüten (Matricariae flos), krampflösend
20 g Pfefferminzblätter (Menthae folium), geschmacksverbessernd

3mal täglich 1 Teelöffel dieser Teemischung in einer Tasse mit kochend heißem Wasser anbrühen. 5 Minuten ziehen lassen, abseihen, nach Belieben mit wenig Honig süßen, schluckweise nach den Mahlzeiten trinken.

HAB-Frischpflanzentropfen

5 ml Wermuttinktur (Absinthii tinctura), säureregulierend
5 ml Tausendguldenkrauttinktur (Centaurii tinctura), magenstärkend
20 ml Kamillentinktur (Matricariae tinctura), krampflösend

10 ml Fencheltinktur (Foeniculi tinctura), beruhigend
10 ml Ringelblumentinktur (Calendulae tinctura), entzündungshemmend

3mal täglich 15-25 Tropfen der Mischung, mit wenig Wasser verdünnt, einnehmen.

Auswertung der Punktezahl

0-30 Punkte: Sie haben zwar einige Punkte gesammelt, es besteht aber kein Anlaß zur Beunruhigung. Ihr Magen ist gesund. Hören Sie auf die Signale des Körpers. Die eine oder andere Schwachstelle kann bestimmt noch eliminiert werden.

31-50 Punkte: Sie sollten die Warnsignale des Körpers ernst nehmen. Ihr Magen ist zwar nicht ernsthaft erkrankt, gewisse Korrekturen sind aber dennoch zwingend. Gehen Sie die Fragen abermals durch. Wo sind die Schwachstellen?

51-70 Punkte: Ihr Magen sendet Alarmsignale. Er ist nicht mehr bei vollen Kräften. Besprechen Sie Ihre Beschwerden mit einem Arzt/Heilpraktiker. Sie müssen handeln: auch im Alltag läßt sich mit Bestimmtheit einiges umstellen.

Über 71 Punkte: Ihr Magen ist sehr wahrscheinlich krank. Suchen Sie raschmöglichst einen Arzt/Heilpraktiker auf. Ihr Magen braucht Hilfe. Halten Sie sich an die Ratschläge. Die Beschwerden und deren Verlauf müssen beobachtet werden.

Wie stark belastbar sind Ihre Nerven?

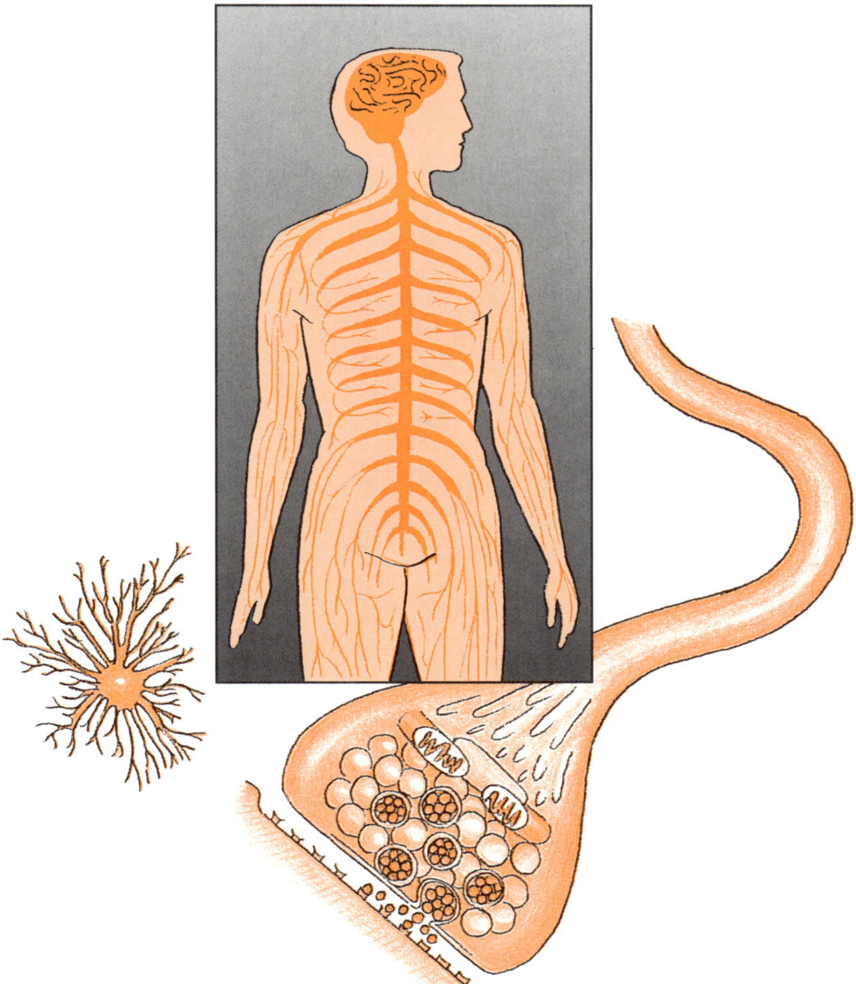

Das Nervensystem ist ein äußerst komplexes Kommunikationssystem, das aus Milliarden von Nervenzellen besteht. Schalt- und Leitzentrale ist das Gehirn. Hier werden Informationen entgegengenommen, ausgewertet, umgesetzt und weitergeleitet.

Der menschliche Computer

Man kann sich streiten, was für die Gesundheit des Menschen wichtiger ist, das Herz oder das Gehirn. Tatsache ist, daß im Gehirn unendlich viele Nerven zusammenlaufen, die den Organismus steuern und beeinflussen. Das Nervensystem ist ein kompliziertes, geheimnisvolles Netzwerk, das unterschiedlichste Elemente vereinigt. In seiner Funktion ist es ein harmonisches Ganzes, ein Supercomputer.

Das vegetative Nervensystem

Ein ganzes Netz von Nerven durchzieht den menschlichen Körper. Wir unterscheiden zwei große Bereiche. Der erste Kreis ist das vegetative Nervensystem bestehend aus Sympathikus und Parasympathikus. Das Vegetativum kann durch unseren Willen nicht beeinflußt werden. Unter anderem werden die Atmung, die Verdauung, der Stoffwechsel, die Absonderungen, der Wasserhaushalt des Körpers usw. von ihm gelenkt.

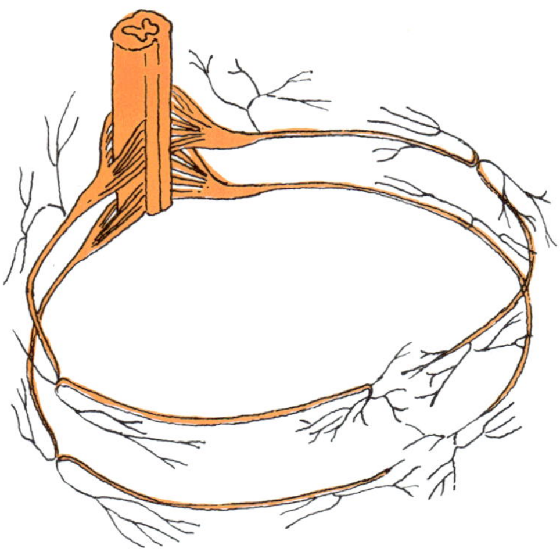

Für körperliches und seelisches Wohlbefinden müssen Sympathikus und Parasympathikus im Gleichgewicht sein. Wenn die beiden Gegenspieler keine Balance finden, äußert sich dies in körperlicher Disharmonie. Menschen, die vom Sympathikus dominiert werden, sind häufig entnervt, überempfindlich, ruhelos, erregt, sie haben einen schnellen Pulsschlag, erweiterte Pupillen und neigen zu Schweißausbrüchen Darmverstopfung usw. Wenn der Parasympathikus die Oberhand hat, kämpft der Mensch häufig gegen Übergewicht, hat einen langsamen Pulsschlag, verengte Pupillen und einen zu niederigen Blutdruck.

Das zentrale und periphere Nervensystem

Der Mensch und die Wirbeltiere verfügen außer dem vegetativen auch über ein zentrales und peripheres Nervensystem. Es wird auch das animalische Nervensystem (ZNS) genannt. Das zentrale Nervensystem hat seinen Sitz im Gehirn und im Rückenmark. Das periphere Nervensystem verläuft in Kopf, Rumpf und Extremitäten.

Die Aufgabe der beiden Nervensysteme besteht darin, bewußte Wahrnehmungen zu verarbeiten und willkürliche Bewegungen (gewollte Bewegungen) auszuführen und Nachrichten entgegenzunehmen. Auf dieser Ebene geschieht nichts ohne unseren Willen. Ein Beispiel: Ich will, daß sich meine rechte Hand zur Faust ballt. Das Gehirn gibt über die Nervenbahnen an die Beugemuskulatur des Unterarms und der Hand diesen Befehl weiter. Die Muskeln ziehen sich zur Faust zusammen. Gleiches geschieht beim Gehen oder bei jeder anderen Bewegung von Körperteilen oder des ganzen Körpers.

Die vegetative Dystonie

Gesundheitliche Störungen im nervlichen Bereich werden als psychovegetative Regulationsbeschwerden bezeichnet, auch vegetative Dystonie oder Nervenschwäche genannt. Eine Nervenschwäche läßt sich nicht wie ein Blutdruck messen. Die Diagnose ist schwierig und braucht viel Einfühlungsvermögen. Nervenschwache Menschen können organisch absolut gesund sein. Dies führt häufig dazu, daß man den Patienten nicht ernst nimmt.

Wird ein feinmaschiges Nervenkleid vererbt?

Bestimmte erbliche Faktoren haben sicher einen Einfluß auf die "nervliche Disposition". Viel wichtiger als die Erbkomponente ist aber für die menschliche Entwicklung die Umgebung, die Menschen, das soziale Umfeld. Verhaltensmuster, Sensibilität, Feinnervigkeit prägen heranwachsende Menschen nachhaltig. Ob Nerven wie Drahtseile oder zerbrechlich wie Glas, beide Menschentypen meistern das Leben auf ihre Art. Der robuste Typ ist nicht so schnell aus der Ruhe zu bringen. Er kann die Dinge locker nehmen und scheint über der Sache zu stehen. Anders der fein besaitete Typ: er setzt sich intensiv mit sich und anderen und der Umwelt auseinander. Er grübelt, wägt ab, ist von Zweifeln und Unsicherheit geplagt.

Die Nerven sind das menschliche Telefonnetz

Unser Nervensystem ist ein äußerst kompliziertes Kommunikatonssystem. Es setzt sich aus mikroskopisch kleinen Zellen zusammen, die durch Fasern miteinander verbunden und durch die Nervenenden mit dem Gewebe und den Organen gekoppelt sind. Diese Fasern haben kabelartige Strukturen.

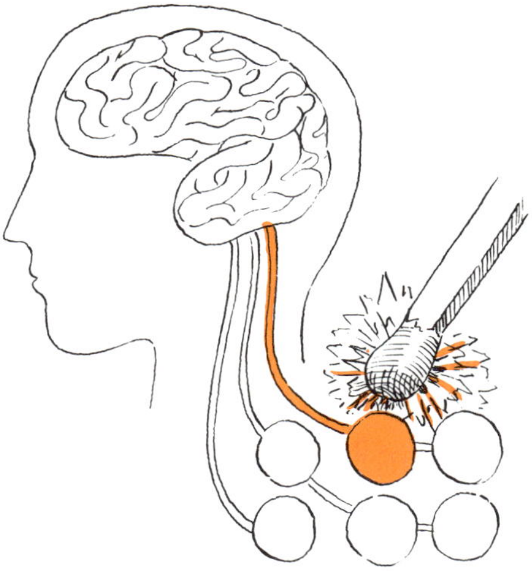

Rund 14 Milliarden Nervenzellen beherbergt die sogenannte graue Substanz von Gehirn und Rückenmark sowie die Nervenflechten entlang der Wirbelsäule. Das Nervensystem übermittelt die Nachrichten. Wenn der Fuß in einen Nagel tritt, dann wird das Warnsignal Schmerz via Nervenbahnen an das entsprechende Empfindungszentrum im Gehirn weitergeleitet. Dieses sendet über einen anderen Nerv den Befehl an die Fußmuskulatur, den Fuß schnellstens aus der Gefahrenzone zurückzuziehen. Die Impluse können im weitesten Sinne mit elektrischen Strömen verglichen werden.

Gleich wie beim Fuß kommen auch in anderen Bereichen einfachste Reaktionen zustanden. Sie können akustischer, optischer und mechanischer Art sein. Sinneszellen werden im Ohr, im Auge, in der Haut usw. erregt und leiten diese Erregung über einen Fortsatz weiter.

Das Gehirn ist die Zentrale aller Informationen

Sämtliche ein- und ausgehenden Informationen laufen im Gehirn zusammen. Das Schaltzentrum ist in Sektoren aufgeteilt, in denen bewußte und unbewußte Körpervorgänge gelenkt werden. Die Sektoren stehen miteinander in direktem Kontakt. Im Gehirn werden sehr komplexe Vorgänge gesteuert, mit denen selbst ein Supercomputer Mühe bekunden würde. Hirn- und Nervenforscher haben bis heute viele Handlungen und Reaktionen noch nicht in allen Teilen erforschen können.

Zeichen der Nervenschwäche

Wenn das menschliche Nervensystem aus dem Gleichgewicht gerät, meldet sich der Organismus mit körperlichen Beschwerden. Nervöse Menschen klagen häufig über mangelnde körperliche und geistige Leistungsfähigkeit mit rascher Ermüdung, verbunden mit Verstimmung, Nervosität, Angstzuständen, Unruhe, Hast, Überempfindlichkeit, Reizbarkeit, Stimmungsschwankungen, unruhigem Schlaf. Je nach Reaktionsfähigkeit des geschwächten Organismus kommen organische Symptome dazu: nervöses Herzklopfen, Herzflattern, nächtliches Erwachen, Überempfindlichkeit auf Licht und Geräusche, Einschlafen der Glieder, Lidzucken, Körperzucken, feuchte Hände und Füße, Schwindelgefühl, mangelnde Konzentration, Magenstörungen, Appetitlosigkeit, Durchfall, Juckreiz, Funktionsstörungen von Herz, Schilddrüse, Magen, Darm usw.

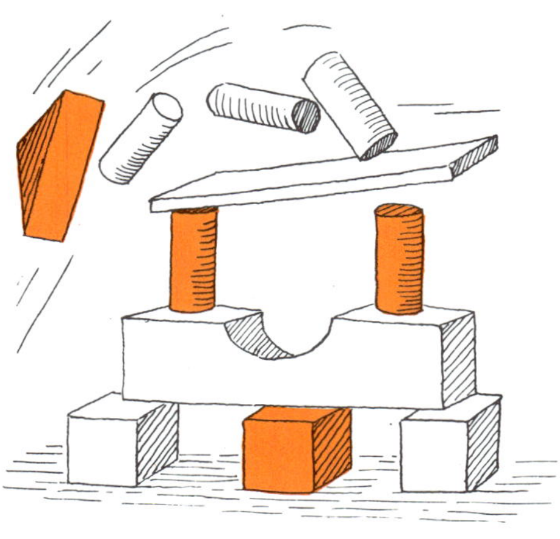

Das schadet den Nerven

Wir sind ständig auf Draht: Hektik im Beruf, in der Familie, in der Freizeit. Es fehlt uns an Zeit zum gemütlichen Essen, zum Ausruhen und Entspannen. Wir hetzen von einem Termin zum andern. Daß der Körper bei solcher Maßlosigkeit mit psychosomatischen Störungen reagiert, ist verständlich.

Würden wir bei ersten gesundheitlichen Problemen primär mehr Ruhe in unseren Alltag bringen, könnten so manche Beschwerden und Krankheiten im Keim erstickt werden. Stattdessen greifen viele Menschen, gleich welchen Alters und zunehmend auch Kinder und Jugendliche, zu Medikamenten, d.h. zu sogenannten Tranquilizern. Hier kann vielen "Gesundheitshütern" der Vorwurf nicht erspart werden, daß sie allzu rasch zum Rezeptblock greifen. Solche Medikamente sind nicht in der Lage, die Ursachen der Störungen zu beseitigen. Zudem wirken Beruhigungsmittel auf das Bewußtsein und mindern das Gefühlsempfinden. Daß die chemischen Medikamente nicht "die Sonnenbrille für die Psyche" sind, wie eine Pharmafirma in ihrer Werbung behauptet, liegt auf der Hand. Vielmehr versteckt sich hinter den getönten Gläsern eine Abhängigkeit, die den medikamentenfreien Alltag zur Hölle werden läßt: innere Unruhe, Ruhelosigkeit, Unwohlsein, Schlaflosigkeit, ja sogar Verwirrtheit.

Das tut den Nerven gut

Unser Körper und unsere Seele brauchen Nahrung. Wir sind geartet wie ein sensibles Pflänzchen, das für die Entwicklung der duftreichen Blütenpracht eine gesunde Umgebung braucht: gesunde Luft, sauberes Wasser, die richtige Nahrung und nicht zuletzt auch viel Zuneigung. Pflanzen, die in einer streßgeplagten, umweltbelasteten Atmosphäre leben müssen, leiden. Sie verlieren die Blätter.

Ergeht es uns Menschen nicht auch ähnlich wie den Pflanzen? "Zurück zur Natur" soll unser Leitsatz sein. Damit ist nicht nur die Ernährung gemeint. Wichtige Lebenselemente sind auch Luft, Bewegung, Entspannung, geordnete Lebensverhältnisse, seelischer Ausgleich. Wenn wir auf diese Grundpfeiler bauen, tun wir einiges für unsere Gesundheit und für starke Nerven. Hinterfragen wir häufiger unser Tun und unser Handeln bezüglich natürlicher Lebensweise. Wir bauen damit Streß ab, greifen weniger oft nach Genußmitteln, bewegen uns häufiger, können Streitereien aus dem Wege gehen, der Fernseher verstummt. Das Medikament für gesunde und starke Nerven ist also in uns selbst - es ist unbezahlbar.

Das Gleichgewicht der Seele

Sanitätsrat Dr. med. F. Kleinschrod, erster ärztlicher Mitarbeiter von Sebastian Kneipp, schrieb anno 1921: "Ein nicht zu unterschätzender Faktor in der Gesundheitslehre ist die Einwirkung des Geistes auf den Leib. Zur Erhaltung der leiblichen Gesundheit genügt beim Menschen die Leibespflege allein nicht, es muß die Geistespflege dazukommen. Warum? Weil der Geist es ist, der sich den Leib bildet. Der Geist beherrscht die Lebenskräfte, er kann sie deshalb

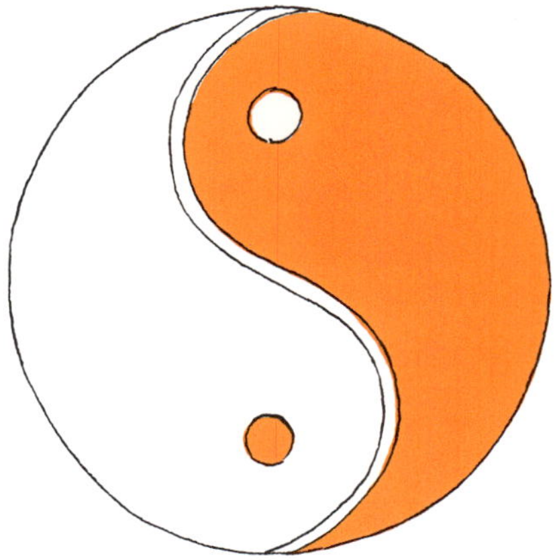

auch stärken. Wirkt der Mensch aber in ungeordneter Beziehung auf die Lebenskräfte ein, so schwächt er dieselben". So verlangt auch unser geistiger Körper gleich wie unser Organismus lebenswichtige Nährstoffe. Unser Geist lebt und wirkt unter dem Einfluß der positiven Lebenseinstellung und der guten Gdanken, von der Pflege der inneren Freude, vom beglückenden Gefühl der Ruhe und Stille.

Checkliste

	nein	vereinzelt	ja	oft
1. Sind Sie häufig gereizt, geistig erregt, nervös, unruhig?	0	3	5	10
2. Leiden Sie an erhöhtem Pulsschlag, unter Herzklopfen, Herzflattern?	0	2	3	6
3. Fühlen Sie sich häufig müde, abgeschlagen? Sind Sie rasch erschöpft?	0	2	4	8
4. Sind Sie überempfindlich auf Geräusche, Lärm oder Licht?	0	2	4	8
5. Leiden Sie unter Stimmungsschwankungen, Unlustgefühlen?	0	2	3	6
6. Schlafen Sie unruhig, erwachen Sie häufig? Leiden Sie unter Schlaflosigkeit?	0	2	4	8
7. Haben Sie Schweißausbrüche?	0	2	3	6
8. Schlafen Ihre Glieder häufig ein? Haben Sie ein Kribbeln, Ameisenlaufen, oder Zuckungen in den Gliedern?	0	2	4	8
9. Leiden Sie an Konzentrationsschwäche, Vergeßlichkeit?	0	2	4	8
10. Leiden Sie an Juckreiz?	0	2	3	6
11. Stehen Sie unter Leistungsdruck?	0	2	4	8
12. Sind Sie häufig aggressiv, mißmutig? Verlieren Sie rasch die Nerven?	0	2	4	8
13. Fressen Sie den Ärger in sich hinein?	0	2	4	8
14. Sind Sie mit sich und der Welt unzufrieden?	0	2	4	8
15. Sind Sie Raucher?	0	2	5	10
16. Haben Sie Sorgen, Kummer? Sind Sie von Ängsten geplagt?	0	2	4	8
17. Fehlt es Ihnen an Bewegung an der frischen Luft?	0	2	4	8
18. Fehlt es Ihnen an Entspannung, seelischem Gleichgewicht?	0	2	4	8

Es gibt Schönes in der Welt

Es gibt so Schönes in der Welt,
Daran du nie dich satt erquickst
Und das dir immer Treue hält
Und das du immer neu erblickst:
Der Blick von einer Alpe Grat,
Am grünen Meer ein stiller Pfad,
Ein Bach, der über Felsen springt,
Ein Vogel, der im Dunkeln singt,
Ein Kind, das noch im Traume lacht,
Ein Sternenglanz der Winternacht,
Ein Abendrot im klaren See,
Bekränzt von Alm und Firneschnee,
Ein Lied, am Straßenzaun erlauscht,
Ein Gruß mit Wanderern getauscht,
Ein Denken an die Kinderzeit,
Ein immer waches, zartes Leid,
Das nächtelang mit seinem Schmerz
Dir weitet das verengte Herz
Und über Sternen schön und bleich
Dir baut ein fernes Himmelreich

Hermann Hesse

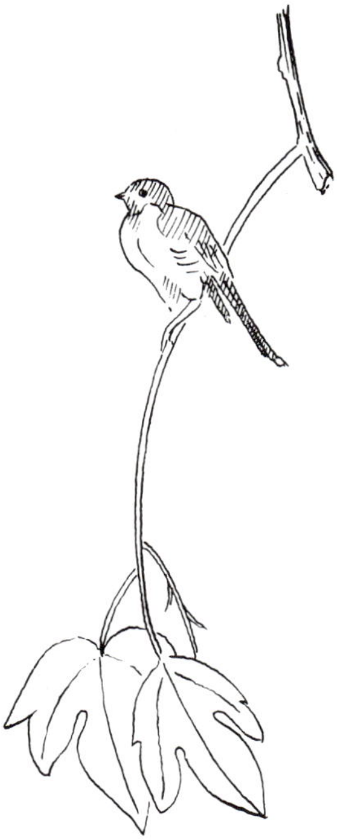

Die Natur hilft, unsere Nerven zu stärken

Ideal für den Nervenpatienten sind reizarme, vollwertige, leicht verdauliche, am besten biologische Nahrungsmittel. Die Ernährung setzt sich aus viel Rohkost (rohes Gemüse, Salate), Obst und Früchten, Fruchtsaft zusammen. Zum Würzen Majoran, Safran, Knoblauch, Lavendel, Melisse oder Rosmarin verwenden. Ideal sind Haferflocken, Weizenkeime, Sellerie, Hefe und Vitamin B-Komplexe. Die Abendmahlzeit soll leicht sein, damit der Organismus in den Ruhestunden nicht zu sehr belastet wird. Man gewöhne sich daran, die Speisen langsam zu essen. Als durststillendes Getränk eignet sich der Apfelschalentee (biologisch), warm oder kalt getrunken. Zum Süßen Honig oder Birnendicksaft verwenden. Auf Kaffee (ein guter Ersatz ist Früchtekaffee), Schwarztee, raffinierten Zucker, Süßigkeiten, viel Fleisch und Würste, Gepökeltes, Alkohol, Nikotin ist zu verzichten.

Auch das Wasser hat bei nervlichen Problemen einen positiven Einfluß. Die Wasseranwendungen nach Kneipp sollen die im Organismus vorhandenen Kräfte mit naturgegebenen Reizen wecken und den Körper abhärten. Geeignet sind tägliche kalte Waschungen des Körpers am Morgen nach dem Aufstehen, Taulaufen, Wassertreten, Licht- und Sonnenbäder, wohl dosiert.

Beruhigend und nervenstärkend sind Vollbäder (zwei- bis dreimal wöchentlich) mit Fichtennadel-, Lavendel- oder Melissenzusatz. Geeignet für ein Bad ist auch die Kombination von Heublumen, Weizenkeimöl und Molke, ferner Rosmarin,

Eukalyptus, Orangenschalenöl. Das Bad stets am Abend vor dem Zubettgehen nehmen.

Heilkräuter für strapazierte Nerven

Ein gutes Nervenkraut für die Teezubereitung ist *die Passionsblume* (Passiflorae herba). Die exotische Schlingpflanze ist in Süd- und Mittelamerika beheimatet und wurde im 18. Jahrhundert von Seefahrern nach Europa gebracht. Gläubige Christen tauften sie Passionsblume, weil die Blüten an die Leidensgeschichte Christi erinnern. Die Blüte enthält Harmin, Harman, Harmol und Harmalin, Stoffe, die sich bei nervöser Erregung, Angstgefühlen und Schlaflosigkeit bewähren.

Der Lavendel (Lavandulae flos) beruhigt. Schon Paracelsus hat die Blüten als gutes Nervinum gelobt. Berühmt waren auch die alten "Lavendelweiber" in Wien, die ihre Lavendelbüsche singend an den Haustüren verkauften. Sie dienten als sanftes Stärkungsmittel für die Nerven, waren geschätzt bei nervöser Schwäche und bei Wetterfühligkeit.

Das Johanniskraut (Hyperici herba) wird als "Arnika der Nerven" bezeichnet. Wenn die Sonne in unseren Breitengraden den höchsten Stand erreicht hat, am Johannistag (24. Juni), steht die Pflanze in schönster Blüte und darf gepflückt werden. Sie liebt einen sonnigen Standort in der Wiese. Wenn man die Blüten zwischen den Fingern zerdrückt, sondern sie einen roten Saft ab, das Johannisblut (Hypericinfarbstoff). Dieser Wirkstoff beruhigt die Nerven und hat einen günstigen Einfluß auf das Wohlbefinden.

Die Zitronenmelisse (Melissae folium) kann bei nervlicher Anspannung sehr heilsam sein. Die Lippenblütlerpflanze stammt aus Südeuropa, wird aber seit Jahrhunderten in unseren Gärten kultiviert und in der grünen Apotheke verwendet. Die Pflanze enthält ätherisches Öl mit Zitronenduftnote. Es ist beruhigend, krampfstillend und stärkend. Viel verwendet wird die Melisse bei nervösen Herzbeschwerden.

Der Hopfen (Lupuli strobulus) gedeiht wild an Flußufern, Waldrändern, er wird aber auch in Kulturen gezogen. Verwendet werden die Fruchtstände, die sogenannten Hopfenzapfen. Die ziegelartig angeordneten Fruchtschuppen sind mit klei-

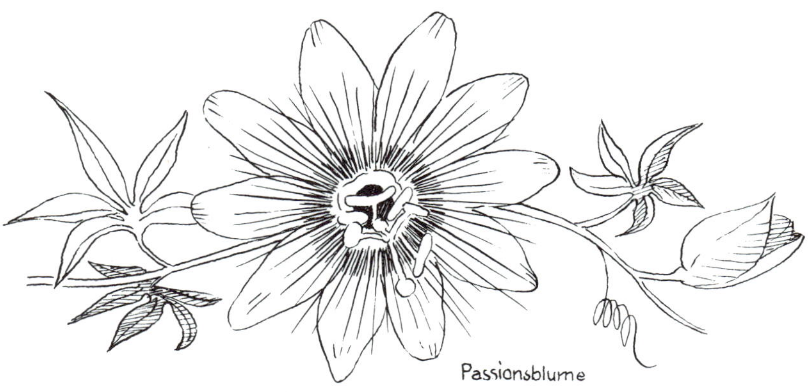

Passionsblume

nen gelben Drüsen besetzt, die ein pflanzliches Pulver, das Lupulin, enthalten. Der Stoff wirkt beruhigend, schlaffördernd und entspannend.

Der Baldrian (Valerianae rhizoma) gehört zu den wertvollsten Heilmitteln bei Nervenproblemen. Auch die Schulmedizin empfiehlt die Wurzel als Beruhigungs- und Stärkungsmittel für die Nerven. Die Wirkstoffe sind Isovaleriansäure, ätherisches Öl und Valerin.

Kräutertee

20 g Passionsblumenkraut (Passiflorae herba), beruhigend
15 g Orangenblüten (Aurantiflos), entspannend
10 g Zitronenmelissenblätter (Melissae folium), stärkend
10 g Lavendelblüten (Lavandulae flos), krampflösend
20 g Schlüsselblumenblüten (Primulae flos cum calicis), nervenstärkend

3mal täglich 1-2 Teelöffel dieser Mischung in einer Tasse mit kochend heißem Wasser überbrühen. 5 Minuten ziehen lassen, abseihen, nach Belieben mit wenig Honig süßen, schluckweise nach den Mahlzeiten trinken.

HAB-Frischpflanzentropfen

10 ml Baldriantinktur (Valerianae tinctura), beruhigend
10 ml Hopfenzapfentinktur (Lupuli tinctura), nervenstärkend
10 ml Johanniskrauttinktur (Hyperici tinctura), entspannend
10 m Melissentinktur (Melissae tinctura), stärkend
10 ml Lavendeltinktur (Lavandulea tinctura), krampflösend

3mal täglich 15-25 Tropfen, mit wenig Wasser verdünnt, vor den Mahlzeiten einnehmen.

Auswertung der Punktezahl

0-25 Punkte: Obwohl Sie einige Punkte gesammelt haben, brauchen Sie sich bezüglich Ihrer Nerven keine Sorgen zu machen. Versuchen Sie aber dennoch, die Warnsignale Ihres Körpers ernst zu nehmen. Bemühen Sie sich, Schwachpunkte zu eliminieren.?

26-45 Punkte: Anlaß zur Beunruhigung besteht bei dieser Punktezahl noch nicht. Die Warnsignale dürfen aber dennoch nicht ignoriert werden. Überprüfen Sie, was Sie für die Gesundheit Ihrer Nerven tun können.

46-60 Punkte: Ihre Nerven sind geschwächt. Umstellungen in Ihrem Lebensstil sind notwendig, für die Gesundheit Ihrer Nerven. Gehen Sie die Fragen nochmals kritisch durch und versuchen Sie, Vorsätze möglichst rasch in die Tat umzusetzen.

Über 61 Punkte: Sie sind nervlich sehr stark angespannt. Sie sollten unbedingt einen Arzt für Naturheilverfahren oder einen erfahrenen Heilpraktiker aufsuchen. Es ist zwingend, daß Sie etwas für Ihre Nervenkraft tun. Was läßt sich in Ihrer Lebensführung ändern?

Wie gesund sind Ihre Nieren?

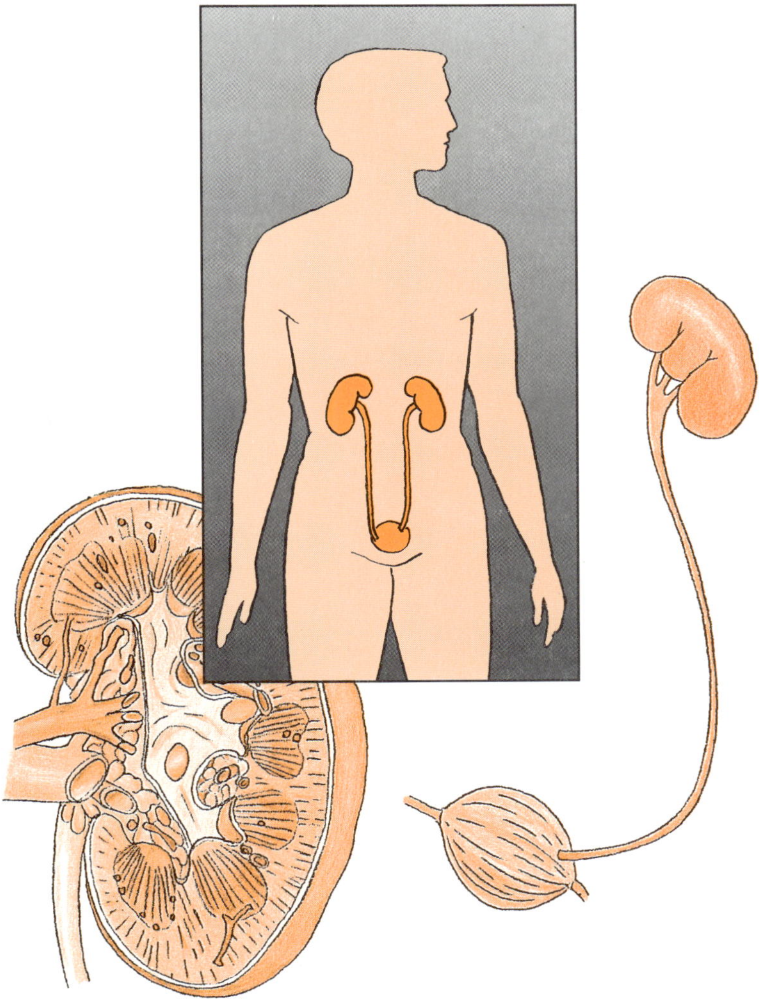

Die Nieren sind das wichtigste Ausscheidungsorgan. Sie reinigen das Blut und scheiden die Abfallstoffe über die Harnblase aus. Das Zwillingspaar hat aber auch wichtige Reglerfunktionen, d.h. es sorgt für ein Gleichgewicht auf verschiedenen Ebenen.

Die Nieren und ihre Funktion

Die beiden Nieren liegen links und rechts der Wirbelsäule, hoch oben in der Lendengegend hinter der Bauchhöhle. Zusammen mit den beiden Harnleitern, der Blase und der Harnröhre bilden sie den Harnapparat. Die Nieren sind sehr klein, wiegen je 150 g, sind nur 12 cm lang und 4 mm dick.

Die Nieren sind das wichtigste Ausscheidungsorgan des menschlichen Körpers. Die beiden Zwillingsorgane sind Filteranlage für Abfallstoffe aus dem Blut. Die Nieren erfüllen wichtige Reglerfunktionen: sie verhindern den Verlust von körpereigenen Substanzen, halten das Säure-Basen-Gleichgewicht und den Elektrolythaushalt (Mineralhaushalt) aufrecht.

Die Nieren reinigen und entgiften

In einer Kläranlage wird das Abwasser mechanisch, chemisch und biologisch gereinigt und aufgearbeitet, bevor es an den Wasserkreislauf zurückgegeben wird. Ähnliches geschieht mit einem Großteil des Wassers (Blut) im menschlichen Organismus. Es wird in den Nieren mechanisch und chemisch-biologisch verarbeitet und resorbiert.

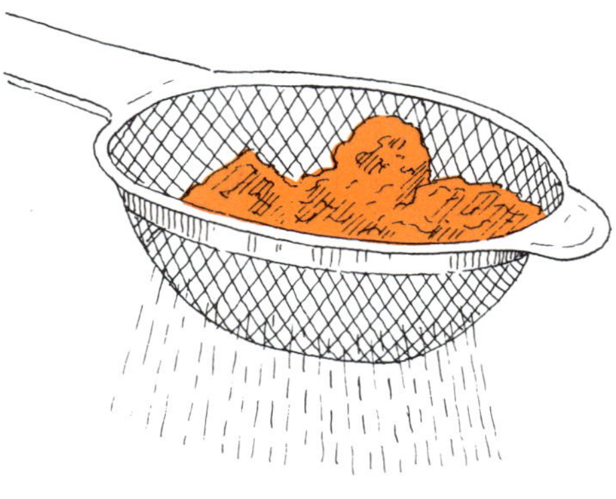

Die zur Entgiftung bestimmten Stoffe befinden sich im Blut (das Blut enthält rund 90% Wasser). Etwa 20% des Blutvolumens, das vom Herz in den Kreislauf gepumpt wird, fließt durch die Nieren: das sind 1 Liter Blut pro Minute oder 1 440 l pro Tag. Dabei fallen rund 10% (zirka 150 l) Ultrafiltrat an, von dem schlußendlich 1 1/2 l in Form von Harn ausgeschieden wird.

Die Filteranlage besteht aus 1 Million kleinster Gefäße

Der aktive Teil der Nieren sind die Nephronen, 1 Million kleinster Gefäße, von denen jedes einzelne von einer hautähnlichen Kapsel umgeben ist. In den Gefäßen wird das Blut durch Filtration gereinigt. Es scheint fast unwahrscheinlich: jedes Nephron arbeitet als absolut selbständiger Filter. Es ist groß genug, damit die Blutkörperchen, eines nach dem andern, das Gefäß passieren können. Tröpfchen für Tröpfchen des Abfallproduktes fließt in Richtung Nierenbecken, von wo es durch die Harnleiter in die Harnblase gelangt.

Hormone regulieren den Wasser- und Mineralhaushalt

Die Nieren sorgen dafür, daß Wasser- und Mineralhaushalt konstant gehalten werden. Dazu sind äußerst komplizierte chemische Prozesse und eine feinste Nierenstruktur notwendig. Die Regulierung vollzieht sich auf hormoneller Basis. Die sogenannten mineralcorticoiden Hormone (z.B. Aldosteron) werden in der Nebenniere gebildet. Sie regeln zusammen mit den Hormonen Renin und Angiotensin die Salzkonzentration im Körper. Ein wahres Wunderwerk. Bei einem Natriummangel (als Beispiel) im Körper wird das Gewebehormon Renin gebildet, welches über das Hormon Angiotensin (im Blutplasma vorhanden) die Freisetzung von Aldosteron (Nebennierenhormon) auslöst. Das Hormon Aldosteron seinerseits gibt der Niere den Befehl, alles in der Niere anfallende Natrium zurückzubehalten, um den Natriummangel auszugleichen.

Die gute Nierenfunktion, ein Garant für Gesundheit und Wohlergehen

Eine Störung in der Filteranlage kann der Grund für eine geschwächte Nierenfunktion sein. Als Folge werden die Abbauprodukte nicht mehr vollumfänglich ausgeschieden. Schlacken bleiben im Körper zurück und können zu Krankheiten wie Rheuma, Gicht, Allergien, Hautkrankheiten, übermäßiges Schwitzen, Juckreiz, ja sogar Asthma führen.

Gut funktionierende Nieren entwässern den Körper, schwemmen überflüssiges Wasser aus. Bei Zurückhaltung von Wasser liegt meistens eine Herzinsuffizienz (verminderte Leistung oder Funktionsstörung) vor, die durch eine Nierenfunktionsschwäche oder durch einen hohen Blutdurck begünstigt wird.

Gesunde Nieren widerspiegeln sich auch in einer gesunden Haut. Bei Nierenschwäche werden die Abbauprodukte vermehrt durch das Schwitzen über die Haut ausgeschieden. Die Haut bekommt ein ledernes Aussehen, wirkt fahl und unnatürlich. Es kann zu einer Hauterkrankung kommen.

Bei einer Nierenfunktionsschwäche können sich die Abfallprodukte auch den Weg über die Schleimhäute, insbesondere der Atemwege, suchen, was zu Infektionskrankheiten führen kann.

Der Urin gibt Aufschluß über die Gesundheit

Schon immer war der Urin ein wichtiges Instrument für die Erkennung von Krankheiten. Aus einer Urinuntersuchung sowie den Angaben des Patienten kann der Arzt oder Heilpraktiker wichtige Schlüsse bezüglich Gesundheit/Erkrankung ziehen: Beschaffenheit des Urins, Farbe, Geruch, tägliche Menge, wann und wie oft muß Harn gelöst werden?

Der Urin wird heute mikroskopisch untersucht. In einer Zentrifuge wird der Bodensatz des Urins in Spitzgläser abgesetzt. Nur ein Tropfen dieses "Sediments" wird untersucht. Neben Kristallen verschiedener Salze findet man zum Beispiel

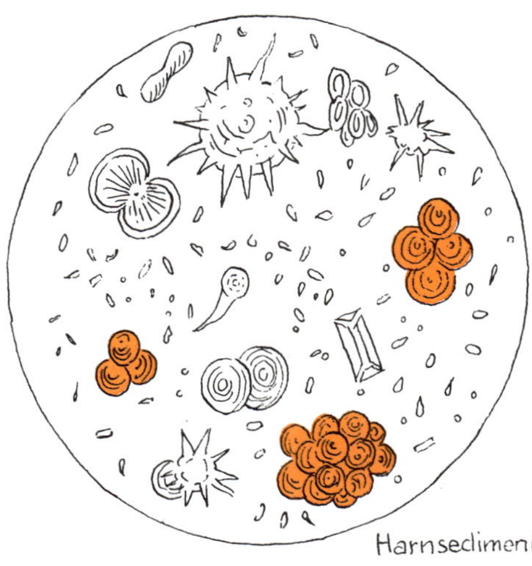

Harnsediment

bei einer Nierenentzündung kleinste Ausgüsse der Nierenkanälchen, die sogenannten Nierenzylinder. Die meisten Krankheiten, die im Urin nachgewiesen werden können, sind in der Nierengegend zu suchen. Eine harnsaure Diathese (zuviel Harnsäure) manifestiert sich in schmalen, länglichen, in den Spitz verlaufenden Kristallen im Harn. Bei Oxalsäure sind rechteckige Gebilde sichtbar. Alkalischer (nicht saurer) Harn enthält kohlensauren und phosphorsauren Ammoniak. Rote Blutkörperchen weisen auf Nierensteine hin oder auf eine Nierenentzündung. Weiße Blutkörperchen hingegen sind eher ein Indiz für eine Entzündung der Harnwege.

Die Zusammensetzung des Urins

Der Harn besteht größtenteils aus Wasser. In ihm werden die Abfallprodukte gelöst. Wenn man das Wasser durch Erwärmung verdampfen läßt, bleiben von der täglichen Urinmenge von 1 1/2 Liter rund 50 bis 70 g feste Stoffe zurück. Der Harnstoff steht mit 30 bis 40 g an erster Stelle, gefolgt vom Kochsalz mit 6 bis 12 g. Der Harn enthält auch kleine Mengen Phosphor- und Schwefelverbindungen, die bei der Zersetzung der Eiweißprodukte anfallen.

Je nach Krankheit enthält der Harn zusätliche Stoffe: Bei Zuckerkrankheit ist es Traubenzucker, bei einer Gelbsucht sind es Gallenfarbstoffe, bei einer Nierenentzündung ist Eiweiß nachweisbar.

Symptome einer Nierenerkrankung

Eine kranke Niere macht sich nur bei einer Entzündung durch Schmerzen bemerkbar. Bei jeder anderen Nierenerkrankung gibt es körperliche Symptome, die genau so ernst genommen werden müssen, auch wenn sie leichterer Natur sind: leichter Druck in der Nierengegend, taubes Gefühl im Nierenbereich, manchmal Rückenschmerzen, Stein- oder Grießabgang, trüber Urin, gefärbter Urin (Blut), häufiger Harndrang, Harnverhalten, starke Zunahme (bei Diabetes) oder Abnahme der Harnmenge, Kopfschmerzen, öfters erhöhte Körpertemperatur, geschwollene Augen und Finger, Ödembildung, Durstgefühl, Schwäche, Herzbeschwerden aller Art.

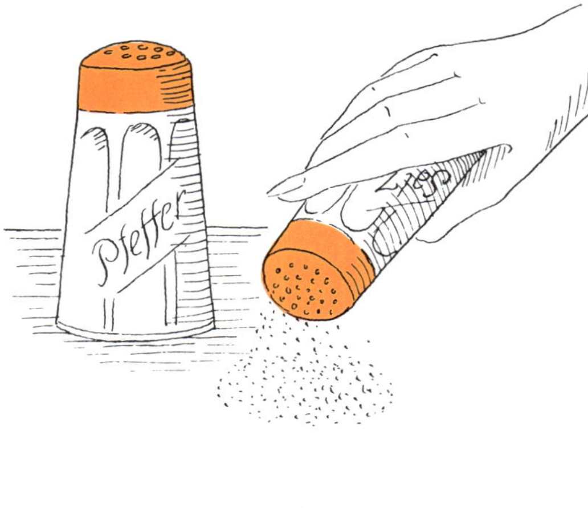

Gefahren für die Niere

Bei einer chronischen Blasenentzündung und infektiösen Erkältungskrankheiten werden die Infektionsherde in die Nieren verschleppt. Bakterien und Gifte können Auslöser einer Nierenentzündung sein. Eine schlecht eingestellte oder gar nicht diagnostizierte Diabetes, chronische Angina und Mandelentzündungen, Gicht und Harnsäureerkrankungen schädigen die Nieren ebenfalls.

Zu kleine Trinkmengen, extrem salzige und scharf gewürzte Speisen, viel Kaffee und Schwarztee, große Mengen Alkohol, falsche Ernährung und Medikamentenmißbrauch haben auf Nierentätigkeit und -gesundheit einen negativen Einfluß.

Als äußere Risikofaktoren sind zu erwähnen: chronisch kalte Füße, der Witterung nicht angepasste Bekleidung, mangelnde Abhärtung, Bewegungsmangel.

Das Wasser ist Lebenselixier

Ohne Wasser kein Leben. Natur und Mensch brauchen es gleichermaßen. Bei einem Körpergewicht von 70 kg beträgt der Wasseranteil 45 l. Ein Wasserverlust von 15% ist bereits lebensbedrohend.

Nieren, Lunge, Darm und Haut scheiden täglich rund 2 bis 2 1/2 l Flüssigkeit aus. Die gleiche Menge Flüssigkeit muß dem Organismus wieder zugeführt werden. Die Wassermenge variiert je nach körperlicher Anstrengung. Aber auch Klima, Körpergewicht usw. haben einen Einfluß.

Wenn man Mühe bekundet, die tägliche Wassermenge von 1 1/2 l (Wasser in den Speisen nicht eingerechnet) einzuhalten, versuche man es mit häufigem Trinken in kleinen Portionen: die Menge über einen bestimmten Zeitraum aufbauen, z.B. jeden Tag ein Glas mehr trinken. Geeignet sind Leitungswasser, kohlensäurearmes Mineralwasser, Kräutertee, Frucht- und Obstsäfte. Auch dann trinken, wenn man keinen Durst verspürt. Wer an einer Nieren- oder Herzkrankheit oder zu hohem Blutdruck leidet, muß sich über die erlaubte Wassermenge mit einem Arzt/Heilpraktiker besprechen.

Genügend Flüssigkeit zu trinken, ist für Übergewichtige besonders wichtig. Das Wasser hat keine Kalorien, aber füllt dennoch den Magen: ein idealer Appetitzügler.

Der Mensch kann ohne weiteres einige Wochen ohne feste Nahrung leben, ohne Wasser hingegen nur wenige Tage. Dies macht deutlich, wie wichtig Flüssigkeit für den Organismus ist. Waereland, ein großer Ernährungsphysiologe, sagte einmal: “Viel Wasser trinken ist für unseren Organismus weit wichtiger als das überbordende Essen fester Nahrung”.

Mangelnde Flüssigkeit und ihre Folgen

Der Körper braucht das Wasser zum Atmen, für die Verdauung, den Blutkreislauf, für die Muskelbewegungen, für die Leistungs- und Sinnesorgane des Gehirns. Auch für die meisten chemischen Umsetzungen braucht es genügend Wasser. Große Wassermengen benötigt unsere “Zentralheizung”. Bei jeder Überhitzung, gleich ob sie auf eine physische oder psychische Anstrengung zurückzuführen ist, entnehmen die Schweißdrüsen dem Blut Wasser, um auf der Haut Verdunstungskälte zu erzeugen.

Mangelnde Flüssigkeit führt zu trockener, bleicher Haut, Mundgeruch, belegter Zunge, zähflüssigen Schleimabsonderungen usw.

Unter chronischem Wassermangel leiden aber vor allem die Nieren. Bei zu wenig Flüssigkeit (Spülwasser) werden zu konzentrierte und scharfe Abfallprodukte ausgeschieden. Diese begünstigen Entzündungen in den Ausleitungswegen (Nieren, Blase, Harnleiter). Es können aber auch Ablagerungen, Nierensteine und Grieß entstehen.

Die Nierendiät

Bei Nierenschwäche oder einer Nierenerkrankung muß eine salzlose Diät eingehalten werden. Verboten sind Kochsalz, Meersalz, Selleriesalz und andere unkontrollierte Gewürzsalze, Fleischkonserven, geräuchertes und gepökeltes Fleisch, Schweinefleisch generell, Wurstwaren, Kaffee, Schwarztee, Süßigkeiten. Kochsalz bindet im Körper Wasser, was die Nieren belastet. Der tägliche Salzbedarf liegt bei 5 g. Mehr ist der Gesundheit nicht zuträglich. Da fast alle Lebensmittel Natriumchlorid enthalten, ist das Würzen mit Salz überflüssig. Nicht nur aus gesundheitlicher, auch aus kulinarischer Sicht sind Kräuter und Gewürze zum Aromatisieren von Speisen geeigneter: Basilikum, Bohnenkraut, Pfeffer, Dill, Estragon, Kümmel, Liebstöckel, Majoran, Muskatnuß, Oregano, Paprika, Rosmarin, Salbei, Thymian usw.

Testen Sie Ihre Nieren mit einem "Teestoß"

Mit einem Teestoß läßt sich prüfen, wie funktionstüchig die Nieren sind.

Für den Testtag wählt man am besten einen freien Tag mit wenig Aktivitäten, zum Beispiel den Sonntag. Am Vortag des Tests ist auf salzige und scharf gewürzte Speisen zu verzichten. Da das Salz im Körper Wasser zurückbehält, würde dies das Testresultat verfälschen.

Am Testtag werden Blase und Darm entleert. Den ganzen Tag auf jegliche Nahrung verzichten. Auf nüchternen Magen innerhalb von 2 Stunden 1 1/2 - 2 Liter ungesüßten Kräutertee langsam und schluckweise trinken. Ideal ist der indische Nierentee (Herba Orthosiphonis), erhältlich in Drogerien und Apotheken. Teemischungen sind ungeeignet, da sie Kräuter enthalten können, die stark wassertreibend sind. Dosierung: 3 EL Kräuter mit dem heißen Wasser anbrühen, 10 Minuten ziehen lassen und abseihen. Der Tee soll nicht zu heiß und nicht zu kalt sein.

Der Urin wird nach dem Teetrinken während 12 Stunden in einem Meßgefäß aufgefangen. Wenn man 1 1/2 l Flüssigkeit und mehr ausscheidet, darf man mit dem Resultat zufrieden sein: die Nieren funktionieren optimal. Wenn die Harnausscheidung unbefriedigend ist, sollte man einen Arzt/Heilpraktiker konsultieren.

Dieser Teestoß ist nicht geeignet bei Wasseransammlungen im Körper, Neigung zu Ödemen, Nierenbeckenentzündung, hohem Blutdruck, Herzkrankheit.

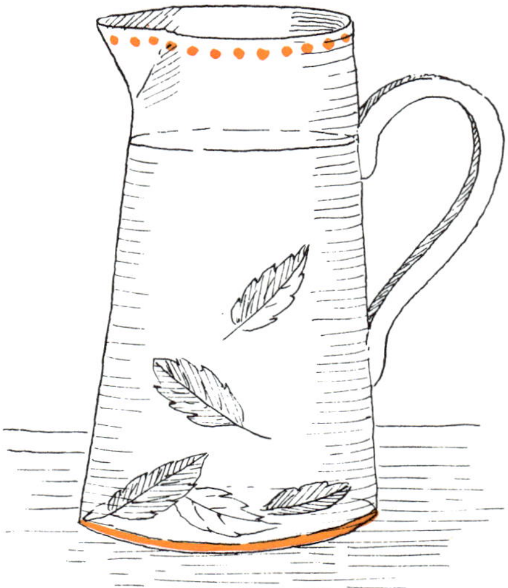

Checkliste

	nein	vereinzelt	ja	oft
1. Verspüren Sie einen Druck, ein taubes Gefühl - Schmerzen in der Nierengegend?	0	3	5	10
2. Hatten Sie schon einmal eine Nierenkolik, einen Nierenstein oder Grieß?	0	3	5	10
3. Ist Ihr Urin trüb, gefärbt, stark riechend?	0	3	5	10
4. Haben Sie häufig Harndrang - Harnverhalten mit Abflußstörungen?	0	3	5	10
5. Haben Sie geschwollene Augen, Finger, Beine oder Ödeme - wassersüchtige Anschwellungen?	0	3	5	10
6. Haben Sie selten Durst - trinken Sie weniger als 1 1/2 l täglich?	0	3	5	10
7. Leiden Sie an Herzbeschwerden, hohem Blutdruck Diabetes, Gicht oder chronischer Müdigkeit?	0	3	5	10
8. Sind Sie von chronischen Anginen, geplagt, Mandelentzündungen, infektiösen Erkältungen, Eiterherden an den Zähnen, chronischen Blasen- oder Nierenentzündungen?	0	3	5	10
9. Leiden Sie unter Kopfweh? Haben Sie ein Brennen oder einen Juckreiz beim Wasserlösen?	0	3	5	10
10. Haben Sie chronisch kalte Füße?	0	3	5	10
11. Verwenden Sie viel Kochsalz oder scharfe Gewürze?	0	3	5	10
12. Müssen Sie täglich starke Medikamente nehmen?	0	3	5	10
13. Trinken Sie viel Kaffee, Schwarztee, Alkohol?	0	3	5	10
14. Haben Sie trockene Schleimhäute in Mund, Rachen, Atemwegen, Genitalien?	0	3	5	10
15. Sind Sie im Rücken in der Nierengegend druck- oder schlagempfindlich?	0	3	5	10
16. Leiden Sie unter trockener Haut, Hautausschlägen, Ekzemen?	0	3	5	10

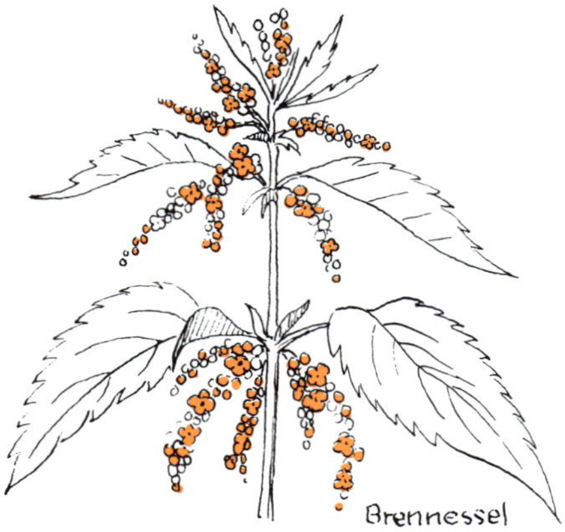

Kräuter für die Gesundheit der Nieren

Die Heilkräuter regen die Nierenfunktion an, beseitigen Harnstauungen, reinigen den Nieren-Blasentrakt und beugen Entzündungen und Nierenkrankheiten generell vor.

Der Indische Nierentee (Ortosiphonis stamineus) ist ein Lippenblütler, der auf den Sudaninseln und in Australien wild vorkommt. Die Pflanze wird rund 1 m hoch. Sie sieht der Pfefferminze sehr ähnlich, die ihr verwandschaftlich nahe steht. Auffallend an der Pflanze sind die langen aus der Blüte ragenden Staubfäden. Sie haben ihr den Namen Katzenbart eingetragen. Erst in jüngster Zeit entdeckte man die heilsamen Eigenschaften des indischen Nierentees. Die Pflanze enthält lipophile Flavone, hauptsächlich Sinensetin, welche die Nieren in der Ausscheidung unterstützen. Der Tee hat auch bei hohem Konsum keinerlei schädliche Auswirkungen auf die Niere.

Die Brennessel (Urtica urens und Urtica dioica) wächst in der Nähe von menschlichen Behausungen, an Gartenzäunen, auf Schutthalden usw. Die Blätter enthalten die wertvollen Wirkstoffe Chlorophyll, Eisen, pflanzliche Enzyme und Mineralstoffe. Dr. Keeser vom Pharmakologischen Institut in Hamburg konnte nachweisen, daß die Brennnessel in der Lage ist, überschüssige Harnsäure durch die Nieren zur Ausscheidung zu bringen. In Pflanzenmischungen (Tee, Frischpflanzentropfen) werden die Blätter für die Entschlackung und Entgiftung eingesetzt.

Die Goldrute (Solidago virgaurea) wächst gesellig auf trockenen Hügeln, in Kieferwäldern und auf Alpweiden. Die schönen goldgelben Blüten, die in großer Zahl auf einem steifen, aufrechten Stengel stehen, blühen vom Spätsommer bis in den Herbst. Für Heilzwecke wird das Kraut verwendet. Es enthält Saponine und Gerbstoffe, welche die Nierentätigkeit (Ausscheidung) anregen.

Die Birkenblätter (Betulae folium) enthalten Saponine, Flavonoide und ätherische Öle mit einem hohen Anteil an Salicylmenthlester. Als Matthioli (1507-1577) die vorzüglichen harntreibenden und entwässernden Eigenschaften der Blätter entdeckte, gab er der Birke (Betula pendula) den Namen "Nierenbaum". Die Birkenblätter sind in Form von Tee absolut unschädlich. Eine Nierenreizung ist nicht zu befürchten, auch bei hohem Konsum. Klinische Versuche mit Birkenblättertee konnten nachweisen, daß die Harnmenge im Tag um das 5fache gesteigert werden kann.

Der Schachtelhalm (Equisetum arvense) ist eine Kieselsäuredroge mit großer nierenfunktionsfördernder Kraft. Schon im 1. Jahrhundert n. Chr. hat Diokurides auf die Heilwirkung des Schachtelhalms hingewiesen. Heute weiß man, daß die Pflanze harntreibend ist, das Bindegewebe festigt und den Stoffwechsel günstig beeinflußt. Die Wirkstoffe sind 3 bis 16% Kieselsäure in wasserlöslicher, kollider Form, Saponin als Equisetonin, organische Säuren und Mineralsalze. Die Pflanze wird in der Phytotherapie bei schlechter Nierentätigkeit breit eingesetzt.

Der Wacholder (Juniperus communis) ist eine immergrüne Pflanze, die wild in Moorgegenden, auf Heiden, in tiefen Lagen wie im Hochgebirge wächst. Für Heilzwecke werden die schwarzblauen Früchte verwendet, die botanisch gesehen keine Beeren, sondern fleischig gewordene Fruchtblätter sind. Die Scheinbeere (Pseudo-fructus) enthält 1% ätherisches Öl, Bitterstoff in Form von Juniperin und verschiedene Mineralsalze. Schon Pfarrer Kneipp verordnete zur Entwässerung und zur Entgiftung Wacholderbeeren. Insbesondere bei Wassersucht und bei Ansammlung von Flüssigkeit in den Geweben ist die Pflanze von großer Bedeutung.

Kräutertee für die Nieren

20 g Indischer Nierentee (Orthosiphonis herba), nierenanregend
20 g Brennesselblätter (Urticae folium), entgiftend
20 g Goldrutenkraut (Solidaginis herba), ausscheidend
20 g Birkenblätter (Betulae folium), funktionsanregend
20 g Schachtelhalmkraut (Equiset herba), entwässernd
30 g Wacholderbeeren (Juniperus fructus), harntreibend

3mal täglich 1 Teelöffel dieser Mischung in einer Tasse mit kochend heißem Wasser anbrühen. 5 Minuten ziehen lassen, abseihen, nach Belieben mit wenig Honig süßen, schluckweise nach den Mahlzeiten trinken.

HAB-Frischpflanzentropfen für die Nieren

20 ml Goldrutentinktur (Solidaginis tinctura), ausscheidend
10 ml Brennesseltinktur (Urticae tinctura), entgiftend
10 ml Schachtelhalmtinktur(Equiseti tinctura), entwässernd
5 ml Liebstöckeltinktur (Levistici tinctura), harntreibend

3mal täglich vor dem Essen 15-25 Tropfen der Mischug, mit wenig Wasser verdünnt, einnehmen.

Auswertung der Punktezahl

0-20 Punkte: Sie haben zwar einige Punkte gesammelt, ein Anlaß zur Beunruhigung besteht jedoch nicht. Ihre Nieren sind gesund. Hören Sie auf die Warnsignale des Körpers. Versuchen Sie, die eine oder andere Schwachstelle noch zu beheben.

21-35 Punkte: Ihre Nieren sind nicht krank. Es gibt aber gewiße Anzeichen von Unregelmäßigkeiten. Prüfen Sie, wo die Schwachstellen sind. Was kann geändert werden, damit Ihre Nieren voll leistungsfähig und gesund bleiben?

36-50 Punkte: Ihre Nieren sind in Gefahr. Nehmen Sie die Warnzeichen sehr ernst. Lassen Sie sich vom Hausarzt/Heilpraktiker beraten, was Sie für die Gesundheit und die optimale Funktion der Nieren unternehmen können. Überprüfen Sie Ihre Eß- und Trinkgewohnheiten. Treffen Sie entsprechende Maßnahmen.

51 und mehr Punkte: Es ist zwingend, daß Sie raschmöglichst einen Arzt/ Heilpraktiker aufsuchen. Mit der Gesundheit Ihrer Nieren ist es nicht zum besten bestellt. Sie brauchen dringend eine Therapie. Parallel dazu sind Eß- und Trinkgewohnheiten zu überprüfen und entsprechende Maßnahmen zu treffen.

Naturheilmittel

Viele Menschen sind sich bewußt - und auch bestrebt -, nicht jedes Wehwehchen mit "hartem Geschütz" zu behandeln. Es gibt Arzneien aus der Natur, die zuverlässig in der Wirkung und erst noch ohne Nebenwirkungen sind. Die Zeit arbeitet für die Heilpflanzen. Sie haben einen immer größeren Stellenwert, sind sie doch die sichere und wertvolle Alternative zu vielen traditionellen chemischen Arzneimitteln.

Gewiß, Teekochen und Salbenbrühen haben nicht ausgedient. Sie sind bei den meisten Krankheiten nach wie vor Bestandteil der natürlichen Behandlung. Hinzugekommen sind in jüngster Zeit die in jeder Beziehung bequem einzunehmenden HAB-Frischpflanzentropfen, die nach erprobten Rezepten (siehe einzelne Kapitel) zubereitet werden. Für jede Krankheit die richtige Pflanzentinktur-Mischung lautet die Devise: mit 3mal täglich 15-25 Tropfen, die man über längere Zeit einnimmt, ist die Basis für einen natürlichen, sanften Heilungsprozeß geschaffen.

Natürliche Heilmittel sind gefragt

Nach Umfragen von Instituten für Meinungsforschung geben rund die Hälfte der Befragten in den westeuropäischen Industrieländern im Krankheitsfalle Arzneimitteln auf pflanzlicher Basis den Vorzug. Weniger als 20% erhoffen sich von einem chemischen Präparat eine größere Wirkung.

Die fast unbegrenzten Möglichkeiten von Technik und Wissenschaft haben Dimensionen angenommen, die viele Menschen als bedrohlich empfinden. Eine tagtägliche Bedrohung sind z.B. der hemmungslose Einsatz hochgiftiger Insektizide und Unkrautbekämpfungsmittel in der Landwirtschaft, die vielen fragwürdigen Zusätze in unseren Nahrungsmitteln und nicht zuletzt die leichtfertige Abgabe stark wirkender Pharmazeutikas. Ob Schmerzmittel oder Nahrungsmittel, sie führen zu Nebenwirkungen, die gerne verharmlost werden. Langzeitschäden sind programmiert.

Zurück zur Natur

Die Tatsache, daß vieles, was wir essen, schlucken und einatmen unserer Gesundheit nicht zuträglich ist, hat in weiten Bevölkerungskreisen zur Einsicht geführt, daß ein Zurück zur Natur der einzige Ausweg aus der Sackgasse ist. Jeder, dem seine Gesundheit etwas wert ist, wird versuchen, seine Beschwerden natürlich zu kurieren. Arzneipflanzen haben, richtig eingesetzt, nicht nur eine heilende, sondern auch eine harmonisierende Wirkung. Sie sind frei von unliebsamen, gefährlichen Nebenwirkungen. Getreu dem Lehrspruch von Hippokrates "Die Natur zielt auf das Ganze mit dem Ganzen", versucht die Pflanzenheilkunde mit allen ihr zur Verfügung stehenden Wirkstoffen einen Ausgleich im Leben des menschlichen Organismus zu schaffen.

Heilpflanzen, die älteste Medizin des Menschen

Das Wissen um die Heilkraft vieler Pflanzen ist uralt. Bei allen Völkern, zu allen Zeiten und rund um den Planeten machte man sich diese heilenden Kräfte zu nutzen. So manches Heilpflanzenrezept wurde während Jahrhunderten, ja Jahrtausenden von Generation zu Generation überliefert und hat auch in unseren Tagen nicht an Bedeutung verloren. Die Pflanzenwelt ist ein großartiges biochemisches Labor. Die Pflanzen fangen die kosmische Energie auf und sind befähigt, mit Hilfe des Blattgrüns (Chlorophyll) das Sonnenlicht in biochemische Energie umzuwandeln. Wissenschaftler haben errechnet, dass 40 Millionen Quadratkilometer Blattoberfläche Tag für Tag damit beschäftigt sind, das Wunder Photosynthese zu vollbringen. Durch die mittels diesem Umwandlungsprozeß entstandenen Assimilate werden in der Pflanze biochemische Stoffe gebildet: Alkaloide, Glycoside, Flavone, Gerb-, Bitter- und Schleimstoffe, Vitamine usw. Stoffe, die sich der Mensch auch in der Behandlung von Krankheiten nutzbar machen kann. Schon Paracelsus (1493-1551) sagte: Alle Berge, Hügel und Matten sind Apotheken!

Jeder ist der Hüter seiner eigenen Gesundheit

Ein jeder kann und muß selber entscheiden, welchen Weg er bei einer Erkrankung einschlagen will. Wissen soll man, daß chemische Präparate in den meisten Fällen Nebenwirkungen haben und daß natürliche Mittel aus Heilpflanzen frei von Nebenwirkungen und Kontraindikationen sind. Pflanzenheilmittel sind darauf ausgelegt, einen Heilungsprozeß in Gang zu setzen, der für den Organismus weder eine zusätzliche Belastung noch eine Überforderung ist.

Nicht in jedem Fall kann man eine Krankheit selbst behandeln. Aus den einzelnen Krankheitsbildern geht deutlich hervor, wann man zwingend in die Obhut eines Arztes gehört. Eine ärztliche Behandlung muß aber natürliche Heilmittel keinesfalls ausschließen. Ein Miteinander ist nicht nur möglich, sondern sogar sehr sinnvoll. Frischpflanzentropfen, Wickel, Kompressen, Kräuterbäder, Tees usw. unterstützen jeden Heilungsprozeß.

Eine leichte Erkrankung lässt sich normalerweise mit einfachen Mitteln behandeln. Man denke an eine Erkältung. Hier können bewährte Hausmittel schon wahre Wunder bewirken: ein paar Tassen schweißtreibender Tee, ein Halsumschlag, ein fachgerecht zubereitetes Kräuterbad, ein kräftiger Vitaminstoß in Form von Früchten.

Zu seiner Gesundheit Sorge zu tragen, sollte oberstes Gebot sein. Zur Präventation zählen eine gesunde Ernährung, der disziplinierte Umgang - oder gar Verzicht - mit Genußmitteln (Alkohol, Nikotin usw.), ein gesunder Ausgleich zwischen Anspannung und Erholung, nicht nur des Körpers, sondern auch des Geistes.

HAB-Frischpflanzentropfen-Tinkturen

Bei der Bezeichnung "HAB" Frischpflanzen-Preßsaft Tinkturen handelt es sich um eine pflanzliche

Arznei, die nach den Richtlinien des Homöopathischen Arzneibuches von Dr. Samuel Hahnemann (HAB), dem Begründer der Homöopathie, zubereitet wird. Es gibt daneben eine Reihe von Tinkturzubereitungen, die sich von der Hahnemannschen unterscheiden.

Unter einer Tinktur versteht man weingeistige, flüssige Auszüge (Extraktionen) von getrockneten und frischen Heilkräutern. Sie werden durch Mazeration (Standextraktion) und Perkolation (Durchlaufextraktion) oder durch Lösen von konzentrierten Extrakten gewonnen.

Aristoteles (384 v. Chr.), der Philosoph aus der griechischen Antike, hat als einer der ersten aus Heilpflanzen durch Extrahieren mit verdünntem Alkohol Tinkturen hergestellt. Auch Paracelsus (1493-1541), der berühmte Naturarzt des Mittelalters, hat sich für die Behandlung von Krankheiten der Tinktur bedient. Diese wertvolle Arzneiform ist uns bis heute erhalten geblieben. Der verdünnte Alkohol wird als natürliches Konservierungs- und Extraktionsmittel für die pflanzlichen Wirkstoffe verwendet.

Nicht jede Tinktur ist rein

Tinktur ist nicht gleich Tinktur! Es gibt Unterschiede in bezug auf Qualität, Wirkstoffgehalt und Reinheit. So sind Tinkturen, die aus getrockneten Heilkräutern hergestellt werden, im Wirkstoffgehalt geringer, da durch das Trocknen der Pflanzen wertvolle ätherische Öle und andere Wirkstoffe verloren gehen. Anderseits sind die Frischpflanzentinkturen, die durch Mazeration und Perkolation (die Heilpflanzen werden in speziellen Gefäßen mit Alkohol in Verbindung gebracht und ausgezogen) gewonnen werden, nicht so rein. Umweltrückstände wie DDT, Endrin, Lindan, PCB etc. werden im alkoholischen Milieu zusammen mit den Wirkstoffen herausgelöst.

Keine Verbindung mit Alkohol

Bezüglich Reinheit, tolerierbaren Rückstandswerten und Wirkstoffgehalt ist die "HAB-Frischpflanzen-Preßsaft-Tinktur" die Urtinktur, wie sie im ersten Teil des Homöopathischen Arzneibuches (Ausgabe 1978) beschrieben wird. Urtinkturen nach Vorschrift 1 sind Mischungen gleicher Teile Preßsaft und Aethanol 86% (Alkohol). Die fein zerkleinerten Pflanzenteile werden ausgepreßt. Der Preßsaft wird sofort mit der gleichen Gewichtsmenge Aethanol 86% gemischt. Die Mischung ruht verschlossen mindestens 5 Tage bei einer Temperatur, die 20 °C nicht übersteigen darf. Anschließend wird filtriert. Durch dieses Verfahren (HAB-Vorschrift 1) ist gewährleistet, daß die frischen Heilkräuter nicht direkt mit dem Alkohol in Verbindung gebracht werden. Das heißt auch, daß die an der Oberfläche der Heilkräuter abgelagerten Umweltgifte nicht in die Tinktur gelangen. Im Gegenteil, die Pflanzen werden mit ihren Wirkstoffen ausgepreßt, womit die meisten ausschließlich alkohollöslichen Verschmutzungsrückstände auf den Heilpflanzen zurückbleiben. Erst danach wird der Preßsaft mit gleichem Teil Alkohol vermischt. Das Resultat ist eine Frischpflanzen-Preßsaft-Tinktur HAB, die bezüglich Wirkstoffanteil und Reinheit nicht zu übertreffen ist.

Ersatz für Kräutertee

Die HAB-Frischpflanzen-Preßsaft-Tinkturen eignen sich für die natürliche Behandlung von vielen Krankheiten. Sie sind auch ein idealer Ersatz für Kräutertees vor allem dann, wenn es die äußeren Umstände nicht erlauben (am Arbeitsplatz, auf Reisen), einen Tee zuzubereiten.

Alkohol in Heilpflanzen-Tinkturen

Der Alkohol in den Heilpflanzen-Tinkturen gibt immer wieder Anlaß zu Fragen und Diskussionen. Selbst in Fachkreisen zirkuliert Widersprüchliches und man hat falsche Vorstellungen.

Der Trink-Alkohol ist das natürlichste Konservierungsmittel für pflanzliche Wirkstoffe. Der Alkoholgehalt von 30 Tropfen Heilpflanzen-Tinktur entspricht etwa der Alkoholmenge wie sie in 2 dl Traubensaft, 2 dl Süßmost oder 1 Banane enthalten ist, nämlich 0,4 g. Selbst alkoholfreies Bier oder mancher Fruchtsaft haben einen größeren Alkoholgehalt als die Tinkturen. Aufgrund dieser Werte sind die Heilpflanzen-Tinkturen selbst für Kinder unbedenklich. Der kindliche Organismus ist in der Lage, den versteckten natürlichen Alkoholgehalt in Nahrungsmitteln ohne Schaden zu überstehen.

Die pflanzlichen Rezepturen

Bei jeder Rezeptur muss auf die botanische Verträglichkeit der Heilpflanzen Rücksicht genommen werden. Es gibt Gewächse, die sich lieben wie Verliebte, so zum Beispiel die Rose und der Knoblauch. Andere meiden sich wie die größten Feinde, zum Beispiel der Weißdorn und der Schlehdorn. Es wäre also falsch, in einer Rezeptur Kräuter zusammenzubringen, die in freier Natur nicht harmonieren.

Die Rezepturen mit HAB-Frischpflanzentinkturen werden in der Apotheke/Drogerie nach bestimmten Gesichtspunkten zusammengestellt. Es ist selbstverständlich, daß der Fachmann den biochemischen Aufbau der pflanzlichen Wirkstoffe kennt, damit es zu keinem biochemischen Durcheinander kommt. Jeder Rezeptur liegen die Richtlinien nach Dr. med. E.F. Weiss zugrunde. Man unterscheidet zwischen Grund- oder Basismitteln (Remedium cardinale) von Adjuvans, einem Unterstützungsmittel. Hinzu kommt vielfach ein Korrigens, eine Pflanze, die den Geschmack, die Verträglichkeit und Resorption verbessert. Aufgrund dieser Regeln leuchtet ein, daß die Kräuterheilkunde kein willkürliches, unerprobtes und unfachmännisches Verfahren ist.

Bezugsquellen

Deutschland: Apotheke Dr. Hagemann, Leopoldstraße, München (führt sämtliche Schweizer Präparate), oder jede Apotheke mit einem HAB-Sortiment.
Österreich: Jede Apotheke mit einem HAB-Sortiment.
Schweiz: Rund 160 Drogerien und Apotheken führen das HAB-Sortiment (eine Liste der Depositäre kann beim Midena Verlag, Tel. 064 / 37 13 13, angefordert werden).

Literaturverzeichnis

Breitschmied Peter, “Für besseres Sehen”, Hallwag, Bern

Brockhaus, “Der Gesundheits Brockhaus”, F.A. Brockhaus, Wiesbaden

Friedlander M.P., “Für ein starkes Immunsystem”, Hallwag, Bern

Heiko Ernst, “Gesundheit ist, was Spaß macht”, Kreuz Verlag, Stuttgart

Lange-Ernst M.E., “Unser Immunsystem”, Goldmann, München

Lucas H., “Das große Gesundheitsbuch”, Readers Digest Verlag, Zürich

Lukas Elisabeth, “Gesinnung und Gesundheit”, Herder Verlag, Freiburg i.B.

Narciss Christa, “Das große Buch der Gesundheit”, Deutscher Bücherbund GmbH, Stuttgart

Raabe H.J., “Köhnlechners Immundiät”, Goldmann, München

Schär Meinrad, “Gesundheit durch Aufklärung”, Fachmed Verlag, St. Gallen

Selby John “Das Gesundheitsbuch für die Augen”, Scherz Verlag, Bern

Udelhoven Peter, “Der große Familien-Ratgeber der Gesundheit”, Neumann & Göbel, Köln

Vonarburg Bruno, “Natürlich gesund mit Heilpflanzen”, AT Verlag, Aarau

Vonarburg Bruno, “Zeitschrift Natürlich”, AT Fachschriften-Verlag, Aarau

Vonarburg Bruno, “3mal täglich 20 Tropfen”, Midena Verlag, Küttigen/Aarau

Inhaltsverzeichnis